POR QUE BEBEMOS LEITE

Almir Meireles

POR QUE BEBEMOS LEITE

Nutrição e História

Editora de Cultura

2015 © Almir José Meireles

2015 © EDITORA DE CULTURA
ISBN: 978-85-293-0187-7

Todos os direitos desta edição reservados
EDITORA DE CULTURA LTDA.
Av. Sapopemba, 2.722 – 1º andar
03345-000 – São Paulo – SP

Fone: (11) 2894-5100
atendimento@editoradecultura.com.br
www.editoradecultura.com.br

*Partes deste livro poderão ser reproduzidas, desde que
obtida prévia autorização escrita da Editora e nos limites
previstos pela Lei 9.610/98, de proteção aos direitos de autor,
cuja violação gera sanções civis e caracteriza crime.*

Primeira edição: 2015
Impressão: 5ª   4ª   3ª   2ª   1ª
Ano: 19   18   17   16   15

Dados Internacionais de Catalogação na Publicação (CIP)
(Elaboração: Aglaé de Lima Fierli, CRB-9/412)

M453p   Meireles, Almir, 1950-
             Por que bebemos leite: nutrição e história / Almir Meireles. – São
         Paulo: Editora de Cultura, 2015.
             272p. : il. ; 16x23 cm.

             Bibliografia do leite
             Contém glossário com entidades e siglas
             ISBN: 978-85-293-0187-7

             1.Leite – Nutrição humana. 2. Leite – História. 3. Leite - Consumo.
         4. Leite - Pasteurização.5. Laticínios – Processamento. 6. Leite Longa
         Vida. I. Título.

                                                            CDD 641.371

Índice para Catálogo sistemático

Leite : Nutrição humana : Consumo	641.371
Leite : História	641.37109
Leite :Pasteurização	637.13
Laticinios : Processamento	637.13
Leite Longa Vida	637.14

À
minha queridíssima família,
alegria do meu viver:

Silvia,
Rodrigo e Renata,
Ana Carolina e Daniel,
Emiliano e Maria Fernanda,
e meus lindos netos
Bruno, Felipe, Guilherme, Laura e
a intolerante à lactose,
Giulia.

Não é um problema,
pois ela continua, feliz,
consumindo leite sem lactose.

SUMÁRIO

Prefácio		11
Prólogo	O leite na nutrição humana	15
UM	A aurora do consumo de leite	47
DOIS	A expansão do mundo e da ciência	71
TRÊS	O desafio de conservar alimentos	89
QUATRO	A era das indústrias emergentes	111
CINCO	As contribuições de Louis Pasteur	131
SEIS	Da crise do vinho ao leite pasteurizado	151
SETE	A mão do Estado no leite de consumo	169
OITO	Das novas embalagens aos refrigeradores	185
NOVE	Leites que dispensam refrigeração	207
DEZ	Sustentabilidade	231
	Glossário	255
	Bibliografia citada	257
	Crédito das imagens	261
	Agradecimentos	263
	Sobre o Autor	267

PREFÁCIO

Cheguei a me perguntar se eu era a pessoa adequada para escrever estas linhas, introduzindo o minucioso, informativo, desmistificador – e não por isso menos cativante e menos apaixonado – livro do Almir Meireles. Tenho um problema com leite. Corrijo: tinha. Na infância, e vocês irão compreender. Era uma decisão cruel: ou o leite ou o futebol. E, quando você tem 8, 9 anos, nem dá para pensar duas vezes.

Eu me esfolava todo atrás de uma sofrida bola de couro tão logo chegava em casa de volta de minhas classes matinais, incansável na esperança de fazer de mim um meio-campista com pinta de Didi, o elegante campeão do mundo de 1958 e 1962, ainda que meu futebol desse no máximo para um Dadá, o histriônico Maravilha.

Nossa rua era de terra vermelha, desespero das lavadeiras, e sem saída; assim, protegidos de um trânsito inexistente, ali ficávamos nós, horas a fio, no exercício do gol (raro) e das caneladas (muitas). Quer dizer: ficávamos, não – de repente, minha avó assomava na varanda lá de casa, de onde desfrutava de vista total para nossa improvisada cancha de jogo, de forma que eu não tivesse a menor chance de algum acobertamento, e imperialmente me convocava, com aquela autoridade que rimava com idade: "Já pra casa, hora do lanche".

Era uma fanática dos ritos alimentícios, minha avó, mas custei a perceber que, ao me convocar com ênfase incontornável, ela estava é legitimando a sua própria rotina – aliás, legitimando aquele surpreendente apetite abrigado em corpo tão franzino e delicado. O leite da tarde era, portanto, meu verdadeiro adversário, e eu me vingava dele com artimanhas perniciosas como a de insistir, abusando da infinita paciência de minha mãe, que eu detestava nata e que só tomaria aquela brancura espumosa se ela fosse previamente coada num denso tecido de algodão. Ou seja, eu era um chato.

Pouco a pouco, ainda que contrariado, fui me resignando à opção que não era minha – a da obrigatória pausa da tarde –, e percebendo que devia haver algum encanto naqueles movimentos sincopados que minha avó executava à frente de sua xícara prodigiosa, molhando nacos de pão no vasilhame, encharcando-os de leite e levando-os à boca com o olhar beatífico de quem saboreava uma divina iguaria. A vida – e um tempinho morando em Paris, é verdade, iniciado que fui nas artes de ser *gourmand* mais *gourmet* – iriam me ensinar o quanto o melhor paladar depende do leite.

Hoje, desenha-se o que eu ouso chamar, sem exagero, de uma batalha do leite. Percebo, com alguma perplexidade, que, deitadas sobre um verniz superficial de pseudociência, certas superstições passaram a acuar o mais natural dos produtos animais. Tem muito modismo por aí, muito fricote moderninho querendo desclassificar o leite.

Felizmente, Almir Meireles e seu livro chegam com a tarefa iluminista de coibir a ignorância que sustenta a intolerância. Incluindo uma fantástica e inédita história das tecnologias que se desenvolveram nos últimos séculos. Razão de o leite sair do campo e chegar às nossas longínquas mesas são e salvo.

Almir Meireles também sabe se deleitar, digamos assim, com outro líquido não tão casto, ainda que tão ancestral como o leite. Nos dois casos – e minha avó assinaria embaixo –, a causa é justa.

Nirlando Beirão

"Bevete più latte
Il latte fa bene
Il latte conviene
A tutte le età."

Nino Rota
(Fellini, 1962)

PRÓLOGO

O leite na nutrição humana

Há cerca de 7.500 anos, alguns humanos adquiriram a capacidade de manter a produção da enzima lactase na vida adulta. Este traço genético se revelou uma vantagem competitiva, pois os habilitava a continuar a beber e digerir o leite também de outras espécies. De lá aos nossos dias, a produção e o consumo de leite se espalharam pela maior parte do planeta. Houve aumento da produtividade no campo e crescimento notável da diversidade de produtos lácteos postos à disposição dos consumidores.

A despeito desse sucesso, ambos, consumo e produção, têm sido objeto de inúmeros embates por cientistas, médicos, especialistas em nutrição e ambientalistas, que tentam colocar em dúvida se a domesticação de animais e a adaptação evolutiva do homem na era Neolítica valeram a pena. Em tempos relativamente recentes, o leite passou da condição de alimento perfeito, para a de um produto que deveria deixar de ser consumido, pois não traria benefícios à saúde. Muito pelo contrário, como alguns afirmam, seria vetor de problemas de saúde e, portanto, deveria ser evitado após o desmame. Tampouco deveria ser produzido, pela intensidade com que a pecuária pode impactar o ambiente.

Diante desse quadro controvertido, pelo menos duas questões se colocam:

1. O leite de outras espécies continua a ser um alimento importante para a nutrição humana após a primeira infância?
2. A produção de leite é sustentável de forma que, no futuro, nossos descendentes possam continuar a consumi-lo, sem degradar o ambiente de maneira relevante?

É importante responder a elas, mesmo tendo a história demonstrado que nossos antepassados, que domesticaram animais e passaram a consumir seu leite, superaram os povos voltados exclusivamente à agricultura.

Antes de desenvolver o tema deste livro, por uma questão de honestidade intelectual, gostaria de tornar público, de maneira clara, minha trajetória profissional e minhas crenças, para que o leitor possa identificar a existência de eventuais vieses nos argumentos que serão apresentados.

Economista de formação, minha vida profissional, que já se estende por 45 anos, foi ligada aos produtores de leite, à indústria de laticínios e a entidades de classe do setor lácteo brasileiro. Esta longa jornada levou-me ao interesse por quase todos os aspectos das atividades ligadas ao leite, motivando pesquisas nos mais variados campos (economia, antropologia, sociologia, história, biologia, saúde, nutrição, governança e sustentabilidade). Cada desafio era um bom motivo para mergulhar em novos temas.

A despeito dessa trajetória, eu não penso ou defendo que o leite seja um alimento perfeito e completo, como fui levado a crer durante muito tempo, capaz de suprir o organismo, infantil ou adulto, com tudo de que ele precisa em termos nutricionais, sem quaisquer restrições. Como todo alimento, ele tem qualidades e limitações, podendo não ser tão bom para alguns grupos específicos por razões de intolerância ou alergia, por motivos dietéticos, ou até mesmo por eles não apreciarem seu sabor. O mesmo pode ser aplicado aos produtos lácteos dele derivados – iogurtes, queijos, bebidas lácteas, sorvetes etc. Mas isso acontece também com os mais variados tipos de alimentos.

O leite, seja pela lactose (um tipo de açúcar presente unicamente no leite), seja por suas ricas proteínas, tem sido demonizado, tal como, sem base científica adequada e injustamente, o foram a manteiga e o ovo no século passado. Na verdade, há demônios para todos os gostos, dependendo da ideologia alimentar, social ou do reducionismo em voga. Autores que tratam o tema na perspectiva correta mostram o equívoco de acreditar em tudo o que se diz, mesmo vindo de bocas ou letras pretensamente sábias. O mesmo acontece com manifestações sobre nutrição quando a preocupação é pregar o equilíbrio alimentar em vez de eleger um ou outro nutriente para criticá-lo como mau ou elegê-lo como panaceia para todos os males.

Segundo as melhores evidências científicas disponíveis, normalmente não existem impedimentos ao uso do leite e produtos lácteos na alimentação de um adulto ou de crianças após o período de amamentação. Assim, não se sabe por que alguns médicos e nutricionistas têm recomendado que seja evitado seu consumo, de maneira generalizada, mesmo se o paciente não tiver intolerância ou não for alérgico. O que se sabe é do fiasco das recomendações que têm estado presentes na sociedade desde meados do século 19, baseadas numa visão reducionista ou distorcida da nutrição, ou da eleição de certos nutrientes como prioritários. De tempos em tempos, elegem um ou outro para uma dieta revolucionária, que logo se revela ineficaz.

A despeito das grandes evoluções do conhecimento humano, incluindo fisiologia humana, bioquímica e nutrição, há ainda muitas perguntas em aberto a respeito das relações que se estabelecem entre os nutrientes dentro do organismo, e sobre as necessidades qualitativas e quantitativas reveladas por diferentes indivíduos. Assim, a recomendação clássica – e sensata – é buscar consumir uma dieta variada e diversificada, orientada e balanceada segundo as recomendações básicas dos profissionais de saúde. Ou seja, devem ser evitados tanto carências como excessos. De fato, a máxima do médico renascentista Paracelso ainda é cientificamente válida e pode ser assim simplificada: "A dose faz o veneno", vale dizer, qualquer bom alimento pode se tornar prejudicial em quantidades excessivas.

Nessa linha, o endocrinologista Pedro Assed, da PUC-Rio-IEDE, teve o bom senso de observar: "Muitas vezes, as pesquisas científicas são estruturadas com vícios ou vieses, que acabam levando a resultados também viciados e podem atender a algum interesse específico – muitas vezes, ferramentas úteis para embasar cientificamente algo falso". E acrescenta: "Tudo que é consumido com moderação, levando em conta as individualidades de cada sujeito, pode trazer benefícios para a saúde. É difícil rotular certos alimentos como bons ou ruins para a saúde, uma vez que determinados alimentos podem não trazer benefícios para uma pessoa, mas podem ser importantíssimos para outra" (Mariana Weber e Marcos Nogueira).

A chamada Revolução Verde possibilitou levar alimento a muitas populações, que de outra forma padeceriam de fome, e a Indústria Alimentícia revolucionou com inovações que viabilizaram a conservação e o transporte de alimentos a longas distâncias. Infelizmente, esses movimentos tiveram efeitos colaterais.

O primeiro porque possibilitou o crescimento da população mundial, mas destruiu as culturas tradicionais. Mais ainda: a despeito do aumento exponencial da oferta de alimentos, há mais de 1 bilhão de pessoas no mundo em estado de desnutrição ou fome. Sem contar os danos ao ambiente decorrentes de algumas situações lamentáveis de aplicação desmesurada de insumos, pesticidas e drogas e das grandes extensões de terra em regime de monocultura, com prejuízos à diversidade.

O segundo, porque, à guisa de melhor conservar os alimentos, facilitando a estocagem e a distribuição, levou os produtos processados a receber aditivos e adjuvantes estranhos ao alimento em si, com potenciais efeitos sobre a saúde a exigir cuidadosos estudos antes de ser permitido seu uso seguro.

Se há bolsões de fome e desnutrição no mundo por questões eminentemente políticas e mesmo considerando as perdas, há alimento suficiente para toda a população global, graças aos avanços em produção, processamento e distribuição. De fato, há excesso de suprimento de alimentos. Juntem-se a isso as calorias e as mudanças de comportamento (sedentarismo, mecanização da sociedade, estresse) e ficam claras as causas do aumento epidêmico da obesidade praticamente em todo o mundo. E, associadas a ela, vêm doenças cardiovasculares, diabete, alguns tipos de câncer, entre outras doenças crônico-degenerativas. Entretanto, o desenvolvimento científico–tecnológico, em especial a melhoria das condições médico-higiênico-sanitárias, parecem ser fatores dominantes sobre o aumento da expectativa de vida. E, neste caso, os alimentos, sua quantidade, qualidade e segurança, assumem papel crucial.

Então, no que afinal eu acredito? Na busca do equilíbrio, não se tratando apenas de uma postura filosófica, mas como uma questão prática. Precisamos mudar nossa relação com a alimentação, com a vida sedentária e com o ambiente. Podemos estar vivendo mais, mas... somos mais felizes? Em vários países, a urbanização moldou a vida em sociedade ao longo do tempo, afetando nossos hábitos alimentares e de locomoção, sem que tivéssemos muita consciência dos efeitos de tais mudanças sobre nossa saúde e nosso bem-estar. De outra parte, no uso dos recursos naturais, não tivemos grandes preocupações com sua finitude e suas fragilidades. Em um e outro caso, estamos pagando um preço alto pela falta de conscientização ou de educação ambiental.

Quanto à alimentação, quando a agricultura e a pecuária faziam parte da vida cotidiana, as pessoas em geral sabiam como e onde a comida era produzida e quais os cuidados para preservar a terra onde essas atividades tinham lugar. Hoje, nas cidades, a maior parte das pessoas não tem a menor ideia da origem dos produtos que usa em sua alimentação. Não sabe se a terra está sendo degradada ou não, se as águas estão sendo exauridas ou poluídas, se a comida está sendo envenenada pelo uso inadequado ou excessivo de pesticidas ("agrotóxicos") ou drogas. Pouco se sabe sobre o padrão de vida e bem-estar das pessoas que estão envolvidas na produção, se há mão de obra escrava (ou equivalente), se há trabalho infantil. Come-se o que se pode ou se deseja comprar no comércio, sem maiores questionamentos morais, éticos ou cívicos.

Tudo isso precisa ser mudado. Não é fácil, não é rápido, mas é possível. O conhecimento acumulado e as tecnologias já existentes permitem-nos ser otimistas quanto à mudança de práticas no campo e na indústria de alimentos, tornando tais atividades mais sustentáveis e os alimentos mais saudáveis – mas com equilíbrio, sem recorrer a posições que alijem a melhor ciência e os conhecimentos disponíveis. Nada virá de mão beijada. As pessoas têm que se engajar na luta educada e informada, exercendo legitimamente seu direito de pressionar, em todos os fóruns, para que essas mudanças aconteçam. É nisso que eu acredito. Como acredito que o papel do escritor, do historiador, não é estabelecer a verdade, mas levantar hipóteses, revelar contradições, suscitar novas pesquisas, instigar a reflexão.

O fim do alimento perfeito

A unanimidade com relação às vantagens do consumo de leite acaba exatamente no momento em que a criança encerra a primeira etapa de sua história alimentar, com o abandono do seio materno. A partir daí, em geral, as mães recorrem ao leite de animais de outras espécies, predominantemente ao leite de vaca, na sua forma líquida, concentrada ou em pó. É quando começam as controvérsias, com defensores e detratores da milenar prática de usar leite de outros mamíferos para consumo humano.

Não sou nutricionista, nem endocrinologista para recomendar este ou aquele regime alimentar, para definir com base no presente estado da ciência, ou das necessidades de cada indivíduo, o que é melhor ou deva ser evitado em termos de alimentação. Tampouco pretendo me tornar um novo guru no mundo da autoajuda alimentar (uma classe já bastante numerosa).

O que se verá a seguir é a opinião de um consumidor, ainda que um pouco mais informado, sobre o sentimento angustiante em face de tantas recomendações e sugestões na mídia em geral, em livros e palestras, por especialistas ou não, sobre como deveria me comportar no momento em que decido o que comer. Imagino que tal sentimento seja generalizado na sociedade.

Ainda que vá recorrer à opinião de especialistas, a fim de ilustrar tema tão controverso, não se trata de filiação a uma ou outra ideologia alimentar. Pelo contrário. Este texto é exatamente contra a proliferação de ideologias, dietas e recomendações que vêm ocorrendo desde meados do século 19, oportunisticamente engendradas para benefício de poucos. O próprio tempo e novas pesquisas vieram desmascará-las, mas elas acarretaram prejuízos variáveis para aqueles que nelas acreditaram. Especialmente porque se privaram desnecessariamente de certos alimentos que apreciavam ou, pior, de nutrientes de que precisavam.

Beber leite após o desmame é uma anomalia do ser humano?

Desde que o homem superou os demais mamíferos em inteligência e habilidades, muita coisa errada tem sido feita por conta dessa superioridade, mas, seguramente, continuar a beber leite depois de desmamado não é uma delas. Pelo contrário, o homem tem sabido aproveitar essa rica fonte de alimentação durante um longo período da história.

Muitos gostam de argumentar que beber leite depois da infância é uma anomalia que não se verifica em qualquer outra espécie de mamífero. Esquecem que também nenhum outro mamífero é capaz de cozinhar, produzir uma obra de arte, escrever um poema ou fazer ciência. Desprezar uma fonte tão importante de proteínas e de tantos outros nutrientes essenciais à vida seria um grande desperdício. Isso não ocorre justamente porque o homem desenvolveu um nível de inteligência muito superior ao de todos os demais mamíferos – o que o habilitou a dominá-los e tirar disso o melhor proveito.

De fato, não se tem notícia de qualquer mamífero que, como o homem, tenha a habilidade de ordenhar animais de outras espécies de maneira a utilizar o leite na sua alimentação. Mas, daí a afirmar que nenhum outro animal é capaz de tomar leite que lhe venha a ser servido, não passa de desconhecimento ou má fé. Sabe-se, por exemplo, que é comum gatos e cães adultos beberem leite, desde que uma boa alma resolva servi-los num recipiente adequado. Mas é claro que não se tem notícia de que algum cão ou gato, para saciar sua fome, tenha conseguido ordenhar uma vaca ou mesmo uma cabra. Há casos de vacas que recorrem ao úbere de outra, dissimuladamente, como se sua cria fosse, para se alimentar do leite de sua companheira de estábulo. Ou seja, não obstante o argumento ser irrelevante em si, é falso. O que não se sabe é quantos mamíferos, na idade adulta, se tivessem a chance, tomariam leite de outros animais.

Outros argumentam que a fisiologia humana não está preparada para a ingestão de leite depois da primeira infância. Ora, a dieta que em geral praticamos atualmente, como onívoros que somos, foi sendo construída ao longo de 10.000 anos, em associação próxima e imediata ao nosso processo evolutivo. Tudo o que foi domesticado pelo homem na agricultura e na pecuária e que se tornou parte de nossa alimentação – trigo, cevada, milho, arroz, soja, uva, leite e tantos outros itens, processados e consumidos das mais diversas formas e em diferentes preparos –, ocorreu ao longo desse período. Então, se o argumento fisiológico fosse verdadeiro, não estaríamos preparados para digerir a maioria dos alimentos que fazem parte da dieta contemporânea.

Aqueles que praticam a chamada dieta paleolítica estão entre os que defendem esta tese. Embora não se disponham a coletar seus alimentos e a caçar, pregam que deveríamos nos alimentar como nossos antepassados, que moravam em cavernas e que os obtinham dessa maneira. Leite, mesmo o cru, estaria fora da dieta paleolítica, uma vez que nossos ancestrais tinham intolerância à lactose, quadro que mudou apenas nos últimos 7.500 anos. O fato é que, para o bem ou para o mal, não vivemos mais na idade da pedra, e este longo período foi determinante para o que somos hoje. Ainda existem alguns pequenos grupos de caçadores e coletores, que devem ser protegidos em seu modo de vida e ambiente natural, mas daí a tomá-los como modelo para a civilização contemporânea não é viável ou defensável.

Por que o homem abandonaria o uso do leite de animais de outras espécies, que constitui um recurso alimentício valioso? A amamentação deve durar o maior tempo possível, pois o leite materno não encontra substituto. Mas e depois, quando a criança mais precisa estar bem alimentada para não sofrer danos irreversíveis, notadamente na formação cerebral?

Abordando o tema – acabando agora com a fome –, Josette Sheeran, que foi diretora do Programa Mundial de Alimentos da ONU, fez uma apresentação reveladora em uma conferência do evento TEDGlobal. Em sua fala, ela fornece dados relevantes sobre a fome no mundo, especialmente sobre os esforços que podem ser feitos para eliminá-la na infância. Mas a informação mais chocante que ela apresentou foi mostrar a diferença entre os cérebros de duas crianças de 3 anos de idade – uma delas adequadamente alimentada, enquanto a outra sofreu de desnutrição profunda. Embora desconhecido o grau em que outros fatores, como o estimulo social, pudessem ter impactado a criança desnutrida, o fato é que, com 3 anos, o volume de seu cérebro era 40% menor que o da criança bem alimentada. O dano é irreversível, enquanto o ganho potencial dessa criança será reduzido à metade, condenando-a para sempre em termos de educação e oportunidades de trabalho.

O leite de vaca, misturado a outros alimentos, enriquecido ou não para atender a deficiências de populações específicas, é uma fonte de alimentação importante e de fácil aceitação nesta fase da vida. Por que não o usar em suas diversas formas? Apenas por se tratar de produto proveniente de animais de outras espécies? Como rejeitar um produto que resulta de serviços de animais que conseguem transformar capim, gramíneas, que não servem de alimentos aos humanos, num produto rico em proteínas de alto valor biológico e de outros nutrientes igualmente valiosos? Esses animais conseguem digerir resíduos vegetais, como casca de amêndoa, palha de trigo, polpa cítrica e outros que, sem isso, seriam simplesmente descartados.

Não me parece racional, salvo nos casos de intolerância à lactose ou de alergia à proteína do leite, dentre outras questões específicas. Mas, mesmo no caso da intolerância, existem hoje produtos sem lactose que podem remover esse motivo de restrição ao seu consumo. Assim, não se entende por que alguns médicos e nutricionistas vêm recomendando que seja evitado seu consumo de maneira generalizada, ou seja, mesmo aos pacientes que não são intolerantes nem alérgicos.

Uma intolerância mais profunda

A intolerância ao consumo de leite por crianças e adultos vai muito além da questão da lactose. Por obscuras razões, alguns cientistas e estudiosos têm tentado desqualificar o leite como um alimento nutritivo e valioso na dieta.

O crítico mais feroz do leite talvez seja o americano Robert Cohen, que diz ter realizado investigação científica no domínio da psiconeuroendocrinologia no início de 1970. Lançado em 1998, seu livro é um marco na campanha contra o consumo de leite e revela toda sua virulência já no título: *Milk, the Deadly Poison* ou "Leite – o veneno mortal". Na capa, aparece uma caixa vermelha de leite pasteurizado homogeneizado com uma caveira, a exemplo da usada nas embalagens de produtos venenosos. A editora que o publicou no Brasil não se encorajou a traduzir o título literalmente e preferiu uma versão mais amena, ainda que provocativa: *Leite – alimento ou veneno?* Tampouco ilustrou a capa com a embalagem e a caveira, é claro.

Na realidade, a implicância de Cohen com o leite começou quando a multinacional americana de agricultura e biotecnologia Monsanto lançou no mercado americano, em 1994, um hormônio de crescimento sintético, chamado Somatotropina Recombinante Bovina (rbST), cujo propósito era aumentar a produtividade da vaca de leite. Segundo o autor, esse hormônio permanecia no leite, sendo um risco à saúde dos consumidores. A partir de então, ele travou uma batalha sem tréguas com a Monsanto e a Food and Drug Administration, a famosa agência FDA, responsável nos Estados Unidos pela aprovação de alimentos e medicamentos para uso humano ou animal. É verdade que alguns países importantes na produção de leite não autorizam o uso desse produto, mas predominantemente em razão de questões de bem-estar animal. Não há evidências de que haja impacto negativo para a saúde humana, mas, independentemente da veracidade de seus argumentos contra o hormônio, Cohen resolveu estender a crítica ao leite e aos produtos lácteos em geral, sem qualquer argumento sustentável. Mesmo porque, segundo discussões correntes nos mais importantes fóruns mundiais, não há limites especificados ou métodos reconhecidos para determinação de hormônio em leite.

Logo no prefácio, Cohen não deixa dúvidas sobre suas ideias: "Os hormônios do leite exercem efeitos sobre o crescimento dos seres humanos. As proteínas do leite produzem efeitos alergênicos. A gordura e o colesterol contribuem para uma sociedade de pessoas com excesso de peso. Uso de antibióticos no leite destrói as propriedades imunorreativas desses mesmos antibióticos quando eles são necessários. Câncer, doença cardíaca, asma, alergias e muito mais, são todos possíveis efeitos do leite". Se tudo isso fosse verdade, não seria o caso de apenas recomendar que não se ingerisse leite, mas que fosse proibida sua produção, o mesmo ocorrendo para praticamente todos os outros alimentos de nossa dieta regular.

Entretanto, na ânsia de provar suas teses, ele recorre a afirmações que põem por terra a seriedade de suas pesquisas e conclusões. Assim, na página 248 de seu livro, são apresentadas estatísticas sobre consumo *per capita* de laticínios *versus* incidência de câncer de mama em vários países. Apesar de reconhecer que aquele estudo estatístico está longe de ser um estudo científico, ele chega à seguinte conclusão: "As estatísticas da população de uma nação e do consumo *per capita* de leite, queijo e manteiga podem descrever [no contexto, o sentido só pode ser "prever"] quantas mulheres morrerão de câncer de mama no ano seguinte nesta nação".

Quem, em bases tão frágeis para defender uma tese para lá de enviesada, é capaz de opinar dessa maneira? Só pode ser um fundamentalista capaz de tudo. Cohen presta enorme desserviço à sociedade quando enuncia tais absurdos insustentáveis, mesmo sob os mais basilares princípios da boa e humilde ciência.

Um dos maiores problemas dos estudos que usam estatísticas para sustentar suas conclusões é o equívoco de confundir correlação com causalidade. Muitas variáveis, se confrontadas, podem exibir alto coeficiente de correlação, sem, no entanto, ter uma relação de causalidade. Observou-se, em várias cidades nos Estados Unidos (Justin Peters), que o aumento da venda de sorvetes é acompanhado pelo aumento no número de homicídios. Isso está longe de significar que o consumo de sorvetes induz as pessoas a cometer homicídios. Existe correlação, mas seria ridículo achar que um comportamento cause o outro. Por incrível que possa parecer, isso acontece em alguns estudos sobre nutrição e doenças não transmissíveis. Como se trata de uma diferença conceitual importante, deveria ser conhecida por aqueles que fazem pesquisas científicas. No entanto, em geral, recorre-se ao seu uso na defesa de teses que, de outra maneira, não seriam sustentáveis. É exatamente o caso da conclusão de Cohen quanto à relação de causalidade entre consumo de leite e câncer de mama, que é inexistente.

No Brasil, há médicos que também condenam o leite, mas com a crítica dirigida ao que chamam de leite industrializado. Ao contrário do que sugere a palavra, não se trata de produtos lácteos, mas é um termo importado da literatura americana. Segundo define um deles, clínico geral, é industrializado todo leite – pasteurizado, ultrapasteurizado, homogeneizado, desodorizado, desidratado, desnatado – que se encontra nos supermercados. Embora sejam produtos minimamente processados, uma vez que submetidos apenas a tratamentos térmicos ou físicos. Ele enaltece o consumo de leite cru, apesar de sua comercialização ser proibida no Brasil, onde é vendido apenas clandestinamente, assim como em vários países, pelos perigos que traz à saúde.

Em uma de suas entrevistas, foi-lhe pedido que esclarecesse sobre alimentos que foram considerados prejudiciais à saúde, como ovo, leite e gordura animal, mas que têm sido reabilitados. Na opinião dele, o que causa as intolerâncias e alergias é o processo pelo qual o leite passa, de quebra de proteínas, durante a pasteurização. Ele chega a afirmar que o leite cru não causa intolerância ou alergia. O que explicaria a razão de, em vilarejos isolados, onde o consumo é de leite cru, não se encontrarem esses problemas alimentares? Conclusão dele: o leite industrializado é que seria sua causa.

Entretanto, a história do consumo de leite mostra que a intolerância à lactose era generalizada, mesmo no início da domesticação de animais leiteiros, época em que não havia "leite industrializado", mas apenas e tão somente "leite cru". Não se sabe o mecanismo que eliminou a lactose e a proteína no leite cru atual, a ponto de as pessoas intolerantes ou alérgicas conseguirem ingeri-lo sem desconforto. O mais intrigante é entender como a pasteurização, a ultrapasteurização, a homogeneização, a desidratação e o desnate da era moderna podem recriá-las a partir de um leite cru que não as contém.

Não sei de onde ele tirou que há quebra de proteínas durante a pasteurização do leite. Isso simplesmente não ocorre. Em vilarejos isolados ou em qualquer outro grupo populacional, se as pessoas não têm problemas de intolerância ou alergias, é simplesmente porque não devem ser intolerantes ou alérgicas – e não porque tomem leite cru. É por afirmações infundadas desse tipo que as pessoas ficam angustiadas ao terem que decidir sobre o que comer ou beber quando deparam com a difícil escolha.

É preciso entender melhor os novos movimentos

Movimentos como o Slow Food, de Carlo Petrini, e o Em Defesa da Comida, de Michael Pollan, entre outros de pessoas que, como eles, recomendam o uso de produtos locais, orgânicos ou biodinâmicos na alimentação, estão longe de ser modismos – ao contrário das dietas que proliferam e desaparecem. Enquanto os oportunistas apenas buscam enriquecimento rápido, é preciso avaliar tais movimentos numa perspectiva de equilíbrio e de mudanças de longo prazo, sem preconceito ou encantamento exagerado. Não é necessário concordar com tudo o que dizem, mas é bom refletir sobre suas ideias. Há ganhos científicos e tecnológicos que são impossíveis de abandonar. Por exemplo: existem alternativas para o uso de combustíveis fósseis em automóveis, sendo viável sua eliminação, mas seria uma tragédia viver sem a anestesia.

O leite é um produto altamente perecível, e o uso de tratamento térmico para evitar sua deterioração ou contaminação por micro-organismos patogênicos é um dos maiores avanços da indústria de alimentos. Graças a esse tipo de tratamento, não é necessário (nem permitido) usar conservantes no leite de consumo, independentemente do produto final: pasteurizado, esterilizado, ultrapasteurizado, concentrado ou em pó. Depois de quase 150 anos de evolução, advogar pela volta do leite cru é um contrassenso e uma enorme irresponsabilidade, por representar risco à saúde pública.

Para o clínico geral mencionado há pouco, o leite cru a que se refere não é um qualquer, e sim o leite de vaca *in natura*. Segundo ele, é o leite que acabou de sair de uma vaca saudável, criada solta em ambiente biologicamente sustentável e em equilíbrio, alimentada de capim em vez de ração, sem uso de hormônios, cuidada e manuseada por pessoas saudáveis e ordenhada de acordo com as melhores técnicas de higiene. Este, sim, é um dos alimentos mais saudáveis que existem, defende ele. Em geral, hormônios não são usados, mas o leite cru que acabou de sair de uma vaca não está disponível para o público, salvo se alguém morar num sítio, com o animal ao lado da casa. Talvez em algumas localidades na Suíça. Ou seja, trata-se de um devaneio.

Não se pode imaginar que discursos assim sejam representativos de movimentos sociais legítimos, como o Slow Food, a agricultura orgânica e a biodinâmica. Carlo Perini e Michael Pollan conhecem muito bem os limites de suas utopias e estão felizes em colocar um número cada vez maior de pessoas num movimento lento, não linear, com percalços, mas que segue em direção a um mundo alimentar melhor, à luz dos princípios filosóficos que preconizam.

É possível, sim, aproveitar e integrar o que a natureza e a tecnologia têm a oferecer de melhor. Talvez um bom exemplo de uma associação de sucesso seja um leite orgânico vendido no mercado americano desde a década de 1990. Esse leite é produzido com observância às regras que o qualificam a ser certificado como "orgânico" (ou seja, ausência do uso de pesticidas, de hormônios, de antibióticos e outros produtos que possam alterar suas características originais). Uma vez ordenhadas as vacas, o leite cru é pasteurizado ou ultrapasteurizado e embalado, de maneira a evitar sua contaminação ou deterioração durante a estocagem e distribuição.

Não é, nem de longe, o caso do leite cru, considerando a complexidade dos sistemas de distribuição de alimentos em face do alto índice de urbanização já existente ou em curso em diversos países. A propósito, passou a ser uma preocupação do Centro de Controle e Prevenção de Doenças dos Estados Unidos (CCD) o fato de que nos últimos anos venham aumentando os casos de toxi-infecção alimentar em que o veículo transmissor tem sido o leite cru.

Nutrição: um século e meio de reducionismos

É de Gyorgy Scrinis provavelmente o melhor trabalho levado a cabo na área de nutrição, dando conta das mudanças ideológicas, desde meados do século 19 até os dias atuais, que podem explicar em grande medida as razões da desorientação das pessoas. Ele trata justamente do percurso das recomendações sobre o que comer ou evitar para uma vida melhor, com mais saúde e menos riscos de ser acometido por doenças não transmissíveis. Seu livro foi publicado em 2013 e quem o lê consegue entender por que nos encontramos nessa confusão causada pela volatilidade dos conceitos alimentares.

Scrinis divide a história em três eras representativas das ideologias que dominaram certos períodos, ainda que tenha havido sincronismos vários, que poderiam ser definidas aproximadamente como:

1. quantificação nutricional;
2. bom e mau nutriente;
3. nutricionismo funcional.

Professor da Universidade de Melbourne, Austrália, Scrinis passa a limpo tudo o que aconteceu, foi publicado, dominou o debate científico, embasou as recomendações dietéticas oficiais e foi moda no mundo da nutrição nos últimos 150 anos, com notável perspicácia e erudição, ainda que tendo como centro os Estados Unidos. O que não deixa de ser interessante, pois é lá que o tema nutrição é discutido intensamente e se publicam guias alimentares a cada cinco anos. Apesar disso, não se conseguiu evitar que o país seja o líder mundial em obesidade: 34,9% da população adulta e 17,0% dos jovens (2011-2012). A estimativa é que o custo médico anual da obesidade nos Estados Unidos foi de 147 bilhões de dólares em 2008, conforme dados do CDC. Para uma ideia de ordem de grandeza, ainda que os critérios de medição não sejam iguais, essa cifra é maior do que o Produto Interno Bruto (PIB) de 140 países entre os 190 monitorados pelo Banco Mundial (2012) e maior inclusive do que o da Nova Zelândia (PIB de 127 bilhões), líder mundial na exportação de produtos lácteos.

Sem o propósito de substituir a leitura do monumental trabalho de Scrinis, vou procurar destacar pontos que ajudem o leitor a compreender melhor a complexidade do mundo da nutrição, que decorre do conhecimento científico frágil e enviesado. Isso reduz o debate à luta por interesses econômicos que não têm, necessariamente, relação com a saúde ou o bem-estar das pessoas. Assim, o texto a seguir é apenas um resumo, o mais fiel possível, das ideias contidas no livro do professor australiano.

A filosofia que perpassa a argumentação de Scrinis, nas suas próprias palavras: "O nutricionismo, - ou reducionismo nutricional – é caracterizado por um foco redutor sobre a composição de nutrientes dos alimentos como um modo de compreender se são saudáveis, bem como por uma interpretação redutora do papel desses nutrientes na saúde corporal. Um aspecto fundamental dessa interpretação redutora de nutrientes é que, em alguns casos – e especialmente no caso da margarina –, ele oculta ou substitui as preocupações com a qualidade da produção e o processamento de um alimento e seus ingredientes".

Para ele, o problema da interpretação redutora se deve "à descontextualização, à simplificação e ao exagero do papel dos nutrientes na determinação da saúde corporal. Papel este que tem sido frequentemente interpretado fora do contexto dos alimentos, dos padrões alimentares e de os contextos sociais mais amplos em que estão incorporados. Ao focar em um único nutriente, geralmente são ignoradas ou simplificadas as interações entre os nutrientes dentro dos alimentos e do organismo".

Scrinis argumenta que a consequência disso é que o nutricionismo reducionista tem sido o paradigma dominante do que se entende por ciência da nutrição desde meados do século 19, orientando parte relevante da pesquisa científica no último século e meio. O problema, diz ele, é que se tornou dominante também na esfera pública, influenciando as orientações dietéticas governamentais e instrumentalizando as práticas de marketing da indústria de alimentos, que sempre tenta levar alguma vantagem, com jogadas sutis e numa simbiose sem fim com os poderes públicos.

A era da quantificação nutricional, a mais duradoura, dominou o debate sobre nutrição de meados do século 19 a meados do século 20. A principal preocupação dos cientistas da nutrição, ao longo desse período, constituía em identificar e quantificar os nutrientes dos alimentos para entender seu papel no corpo e, assim, quantificar as necessidades nutricionais. As vitaminas foram as estrelas dessa era, que assistiu ao uso e abuso na sua recomendação, ao mesmo tempo que a contagem de calorias tornava-se uma obsessão. Aliás, as pessoas acreditam em quase tudo, bastando um pouco de verniz (pseudo)científico e a entrada em cena de um nome famoso, que quase sempre aparece para tirar proveito.

Com o tempo, o entusiasmo pelas vitaminas diminuiu, descobrindo-se que alguns suplementos vitamínicos particularmente se usados em larga escala ou em doses concentradas podem ser prejudiciais à saúde ao invés de melhorá-la – uma confirmação do enunciado formulado por Paracelso no século 16. Scrinis exemplifica que superdoses das vitaminas A e D podem facilmente apresentar efeitos tóxicos e potencialmente fatais. Outros estudos encontraram associação entre o uso de suplementos de betacaroteno, que possui atividade de vitamina A, e um aumento dos riscos associados a doenças cardiovasculares e certos tipos de câncer. Ele também argumenta que altas doses de suplementos vitamínicos podem contribuir para o aumento de todas as causas de mortalidade. Um balanço bem desanimador para as expectativas criadas, mas um resultado esperado em função da abordagem reducionista.

Na era do bom e do mau, que iria dominar o debate dos anos 1960 ao início da década de 1990, a ideia inovadora era que existiam bons e maus nutrientes e, em consequência, a principal preocupação seria levar as pessoas a evitar ou reduzir a ingestão dos maus. Foi a época das mensagens negativas e das proibições. Recomendava-se evitar o consumo de gordura (carne), gordura saturada (leite) e colesterol (ovo), recomendação estendida ao sal e ao açúcar. Os grãos e as farinhas refinadas, em razão da remoção de fibras e outros nutrientes, também foram incluídos na lista negra. Finalmente, entraram na proibição os alimentos de conveniência e processados, devido, em geral, ao alto conteúdo de gordura, sal e açúcar.

Um dos problemas da abordagem descontextualizada dos nutrientes categorizados como bons e maus é que não houve distinção entre os integrais e os tecnologicamente reconstituídos, em termos de seus efeitos na saúde. Isto deu margem à indústria de alimentos para recriar produtos similares em versões que ficaram, do ponto de vista nutricional, piores do que os originais com seus nutrientes tidos como maus. Com o tempo, novas pesquisas indicaram os equívocos cometidos nesta era, e nutrientes "maus" foram absolvidos. Entretanto, outros que eram "bons", como a margarina e os óleos vegetais, por exemplo, que gozaram de excelente reputação como substitutos perfeitos da manteiga e da gordura animal, foram reclassificados como maus, mesmo em suas versões sem gordura trans, o principal motivo de sua condenação anterior. Scrinis observa: "A recomendação de baixo teor de gordura que dominou orientações dietéticas nas décadas de 1980 e 1990 representa o ápice dessa interpretação simplista, descontextualizada e exagerada da teoria de um único nutriente".

Finalmente, a era do nutricionismo funcional tem início em meados dos anos 1990 e se distingue pela ascensão de uma visão mais positiva e segmentada dos nutrientes e alimentos como funcionais em relação à saúde corporal. Permanece a expectativa de que certos nutrientes, alimentos e padrões dietéticos podem trazer melhorias para nossa saúde ou para funções corporais específicas.

Ainda dentro da visão reducionista: o nutriente ômega 3, um tipo de gordura encontrada no salmão, por exemplo, passou a símbolo do novo movimento. Mas o ômega 3 é encontrado também em outros peixes, como arenque, sardinha, atum, bacalhau, além de em outros produtos alimentícios, como castanhas e nozes, azeite, canola, óleo de soja, semente de linhaça e vegetais de folha verde-escuro. Novas pesquisas indicaram que a ingestão insuficiente de ômega 3 estaria associada ao aumento da prevalência e da incidência de doenças cardíacas, câncer, artrites, inclusive demência. Na mesma linha, os esteróis passaram a ser recomendados para reduzir o colesterol no sangue. Isso confirma a característica deste período de enfatizar os aspectos positivos de certos nutrientes na melhoria da saúde, em contraposição à visão negativa da anterior, cuja preocupação maior era simplesmente inibir a ingestão de maus nutrientes.

As recomendações foram se transformando através das Eras definidas por Scrinis: da recomendação de comer mais de certos nutrientes para uma saúde melhor e proteção contra determinadas doenças, da fase da quantificação, passou-se para o coma menos dos maus nutrientes, da fase do mau e do bom e, finalmente, para coma de maneira inteligente aquilo que reforça e engrandece funções de seu corpo da fase funcional. Uma mensagem mais simpática, altruísta, mas igualmente reducionista, tais como aquelas das Eras anteriores.

A maior crítica de Scrinis à era do nutricionismo funcional é que, "dentro desta ideologia, simplesmente ter uma dieta diversificada e balanceada de alimentos integrais [naturais] parece inadequada para a tarefa de obter esses nutrientes [funcionais] nas quantidades certas, criando assim a demanda por superalimentos, alimentos nutricionalmente modificados e suplementos dietéticos".

Tudo isso não demonstra, necessariamente, que a ciência e as pesquisas sobre nutrição não tenham valor porque suas verdades mudam e que a indústria esteja sempre tentando ganhar dinheiro à custa da saúde de consumidores incautos. Isso mostra, sim, que a ciência tem limitações e pode eventualmente ser conduzida, motivada, utilizada ou ainda interpretada de forma parcial, distorcida ou enviesada, visando a atender e defender interesses específicos, alheios à esfera científica.

A indústria de alimentos, por seu lado, pode visar apenas o ganho econômico, sem considerações de ordem social e ambiental, o que não se sustenta no longo prazo. Mas mostra, também, que sempre que o consumidor estiver procurando um nutriente ou alimento milagroso que emagreça, melhore sua saúde e o proteja de alguma doença, é claro que haverá alguém disposto a ofertá-lo. Já quem trabalha, pesquisa e produz, tanto no mundo científico quanto no mundo empresarial, sabe que esse nutriente ou alimento não existe.

Para evitar eleição ou condenação de nutrientes e alimentos – postura que tem se mostrado equivocada como estratégia dietética -, o que preconiza Scrinis? A abordagem que supere o reducionismo nutricional e adote paradigma de qualidade dos alimentos precisa levar em consideração: a produção e o processamento de alimentos de qualidade, conhecimento da cultura tradicional, experiência, práticas sensatas e análise nutricional científica. Os padrões alimentares tradicionais são úteis como um guia na escolha e na preparação de alimentos saborosos, saudáveis e na combinação de alimentos, além de fornecer um senso de proporção e quantidade de alimentos a consumir. A seleção de alimentos leva em conta também a experiência sensível e a experiência prática de cultivo e preparação de alimentos.

Quanto à qualidade do processamento de alimentos, Scrinis define três categorias em termos dos tipos de processamento a que tenham sido submetidos, com cada qual representando uma mudança para mais refinado, extraído, concentrado, reconstituído e produtos alimentícios degradados. A primeira categoria é de alimentos integrais (*in natura*), minimamente processados, e alimentos e ingredientes submetidos a leve processamento, tais como pão fermentado de grãos inteiros, leite integral e ovos. A segunda categoria é a dos alimentos processados e refinados que contêm quantidades relativamente concentradas de ingredientes refinados ou extraídos, tais como açúcar, óleos vegetais, farinha branca e carne moída/picada de qualidade inferior. A terceira categoria é a dos alimentos que têm pouca ou nenhuma relação direta com alimentos integrais. São alimentos processados e reconstruídos a partir do zero, ou seja, resultam de exercícios de engenharia que descontroem, recombinam e reconstituem ingredientes, com uso de aditivos degradados, de forma que o resultado final não tem semelhança alguma com os alimentos integrais que lhe serviram de base e inspiração. Tais ingredientes e alimentos processados, com prejuízo de sua qualidade e integridade originais, incluem as gorduras trans, os sabores artificiais, os óleos de fritura que tenham sido usados repetidamente e os produtos à base de carne reconstituída, como *nuggets* de frango.

Scrinis não nega a utilidade da ciência da nutrição ou o conhecimento nutricional, mas argumenta que se deve considerar um quadro mais amplo no qual se possa contextualizar o conhecimento científico dos nutrientes, dos alimentos e dos padrões de dieta. Ele recomenda que o conhecimento dietético seja usado de forma menos redutora, abordando a série de limitações das ideologias nutricionistas, como a tendência para a recontextualização, a simplificação, o exagero e o determinismo dos conhecimentos científicos disponíveis.

Mesmo que uma correta interpretação da pesquisa nutricional e científica possa se traduzir em orientação da investigação alimentar, em normas de rotulagem de alimentos e políticas de nutrição alimentar, Scrinis tem uma preocupação. O poder das corporações dentro do sistema alimentar e nutricional contemporâneo é um desafio que exigirá não apenas um entendimento diferente dos alimentos e do corpo, com o abandono dos reducionismos. Exigirá, também, estratégias para combater o poder que tais corporações têm de explorar esse conhecimento nutricional para moldar políticas governamentais.

Por mais que tenha me esforçado, este resumo das ideias de Gyorgy Scrinis não faz jus à riqueza de seu livro, que deveria ser leitura obrigatória para todos aqueles que militam ou pretendam fazê-lo na área de nutrição e saúde. Aliás, foi o que fizeram os formuladores do Guia Alimentar para a População Brasileira, publicado pelo Ministério da Saúde em 2014. Pode-se discordar de um ou outro ponto ou da forma como algum alimento foi tratado nesse novo guia, que certamente será aperfeiçoado, mas, por sua abordagem inovadora e por sua qualidade, ele poderá se tornar um bom modelo para outros países.

Todavia, se existe uma correta preocupação com a obesidade, a ação do Estado deveria ser mais efetiva na regulação de certos segmentos que são verdadeiras fábricas de crianças obesas. A obesidade é, provavelmente, a maior epidemia infantil da história. O documentário *Muito além do peso*

(2013), um esforço elogiável no combate à obesidade, aponta que "56% dos bebês tomam refrigerante, frequentemente antes do primeiro ano de vida".

É uma estatística chocante, mas vejamos a contradição. As empresas de laticínios são obrigadas a colocar nos rótulos dos leites de consumo advertências (algumas com certo exagero), de forma que eles não sejam utilizados para substituir o leite materno nem incentive o desmame precoce. Os refrigerantes, ao contrário, circulam sem qualquer tipo de advertência ou indicação de que seu consumo deva ser evitado, especialmente na infância e na adolescência.

O mesmo documentário registra que, para cada "5 crianças obesas, 4 permanecerão obesas quando adultas". E todos sabem que as bebidas açucaradas, coloridas, artificiais, sem nutrientes em quantidades significativas são importantes promotoras da obesidade infantil. E, consequentemente, de uma série de enfermidades crônico-degenerativas, com dramático impacto socioeconômico, pela oneração significativa dos sistemas públicos e privados de saúde. As perguntas que não calam são: quem paga essa conta? E como? Aliás, é possível realmente pagá-la? O maior desafio é contrariar práticas que, no último século e meio, vêm dominando a forma de produzir recomendações dietéticas, oficiais ou não, e especialmente quanto à forma de implementá-las como políticas públicas.

Quanto ao leite, é um alimento importante numa dieta de qualidade, podendo dar contribuição significativa no fornecimento de nutrientes, como cálcio, magnésio, selênio, riboflavina, vitamina B12 e ácido pantotênico, gordura, contendo proteínas de alto valor biológico, com todos os amino-ácidos essenciais ao ser humano. Embora o leite de animais de outras espécies não esteja à altura do leite materno na dieta do lactente, ele pode contribuir de forma relevante na das demais faixas etárias, numa dieta equilibrada.

Se você sente que tem problema após beber leite ou consumir algum produto lácteo, consulte um médico ou nutricionista sem ideias pré-concebidas para saber exatamente se o seu problema é de intolerância à lactose ou se você tem alergia à proteína do leite. Veja se sua intolerância é de origem genética ou se o seu intestino deixou de produzir lactase em decorrência de alguma doença intestinal. Pode ser que sua intolerância seja leve e não impeça o consumo de alguns iogurtes, certos tipos de queijo, produtos com baixo teor de lactose ou mesmo leite sem lactose. Somente não se deixe levar por conselhos de quem ouviu dizer ou leu em alguma publicação popular, fontes frequentes de informações incorretas ou incompletas, mesmo que façam isso de boa-fé.

Afinal, por que bebemos leite?

Esta pergunta comporta muitas repostas. As mais simples seriam: porque podemos e porque gostamos. Ou ainda porque alguns precisam. Muitas pessoas tomam leite diariamente porque gostam e passaram a gostar, muito provavelmente porque foram sugestionadas pelos pais quando ainda eram crianças. Entretanto, a maior parte da população mundial não toma leite e provavelmente quase dois terços dela podem ter problemas, em graus variáveis, ao tomá-lo. Além disso, a intolerância está desigualmente distribuída no mundo, com países em que a população é quase 100% tolerante (norte da Europa) e outros com igual intolerância (indígenas americanos). O que caracteriza os intolerantes é que seus organismos não produzem uma enzima chamada lactase, cuja função no intestino delgado é quebrar a lactose, o açúcar do leite, um dissacarídeo, em dois outros açúcares, monossacarídeos, que são a glicose e a galactose. Estes, sim, são absorvidos pelo organismo sem problemas, produzindo energia.

A pessoa desprovida de lactase tem, então, intolerância à lactose. Essa pessoa, certamente, responderia que não bebe leite porque passaria mal ao fazê-lo e, assim, não gosta desse alimento, independentemente de ele ser nutritivo e importante numa dieta balanceada. Ocorre que a lactase tende a desaparecer algum tempo depois de a criança ser desmamada – em torno dos 4 ou 5 anos de idade. O adulto que digere a lactose é justamente aquele em que a produção da lactase persistiu após a infância.

Mas haveria outras respostas possíveis: tomamos leite porque é nutritivo e importante na dieta; porque é encontrado facilmente; porque temos dinheiro para comprá-lo; porque é um alimento seguro. Dificilmente alguém responderia: porque posso, sendo tolerante à lactose, pois meu organismo continuou a produzir a lactase, mesmo depois de adulto.

Todas as respostas são válidas, mas a última é a que revela o motivo principal. O homem passou vários milhares de anos sem tomar leite imediatamente após ser privado do seio materno. Apenas depois da domesticação de animais selvagens de aptidão leiteira, há cerca de 10.000 anos, é que o leite deles passou a ficar disponível para alimentar crianças e adultos. Num mundo de escassez de alimentos e repleto de dificuldades para obtê-los, a nova alternativa nutricional teve grande importância. Certamente, importância estratégica.

O leite difere dos cereais, também presentes na alimentação humana após a domesticação de várias espécies vegetais selvagens, porque é produto altamente perecível. Se não for obtido, processado e conservado adequadamente, pode se tornar excelente meio de cultura para micro-organismos deteriorantes ou patogênicos. Estes últimos podem causar doenças no consumidor de leite e mesmo levá-lo à morte. Nos primórdios da domesticação, a coalhada e o queijo, resultantes do processo de fermentação, foram alternativas utilizadas justamente para contornar o problema da deterioração do leite. Embora não se soubesse, a fermentação evita a sobrevivência de patógenos pela presença do ácido que produz. Pois foi o consumo regular desses produtos que mudou a história da intolerância à lactose.

Este livro conta como, há cerca de 7.500 anos, surgiram grupos humanos que continuaram a beber leite na idade adulta, sem problemas para digeri-lo e como os grandes progressos científico-tecnológicos, ao longo dos últimos quatro séculos, buscaram atender a esse novo hábito alimentar. Trata-se de uma conquista da humanidade, razão pela qual o leite é colocado no centro desta história, com um relato que abrange desde sua aurora até os tipos disponíveis hoje.

Almir Meireles
Setembro de 2015

UM

A AURORA DO CONSUMO DE LEITE

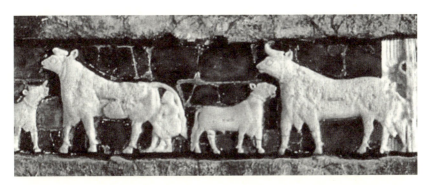

Mesopotâmia – Templo de Ninhursag, deusa da fertilidade, em Tell al Ubaid, próximo de Ur. Detalhe de um friso em que aparecem vacas sendo ordenhadas (c. 4.500 anos)

Todos sabem que os mamíferos são assim chamados por se tratar de animais que têm glândulas mamárias graças às quais as fêmeas produzem leite para alimentação dos filhotes. Estes dependem exclusivamente dessa fonte de alimento para sobreviver no primeiro período de vida.

O homem distingue-se dos demais mamíferos por ser o único que continua a se beneficiar desta fonte alimentícia depois de adulto. Seja na sua forma líquida natural, seja nos inúmeros produtos que os humanos conseguiram criar a partir dessa matéria-prima. Mas nem sempre foi assim e, ainda hoje, alguns grupos de pessoas enfrentam dificuldades para se aproveitar dos benefícios que, no passado, constituiu importante vantagem competitiva. Isso aconteceu há cerca de 7.500 anos devido a uma mutação genética – na verdade, uma coevolução decorrente da domesticação de animais.

A chave para entender por que alguns grupos humanos passaram a beber leite sem problemas após o desmame é uma enzima chamada lactase. Sua função no intestino delgado é quebrar a lactose, o açúcar do leite, um dissacarídeo, em dois outros açúcares, monossacarídeos, que são a glicose e a galactose. Estes sacarídeos são absorvidos pelo organismo sem problemas. A pessoa desprovida de lactase tem, então, intolerância à lactose e, devido a essa deficiência, apresenta reações adversas e desconfortáveis se ingerir leite. Ocorre que a lactase tende a desaparecer algum tempo depois de a criança ser desmamada – mantém-se até cerca de 5 anos de idade ou menos, varia bastante –, mas pode também persistir.

Conforme sustenta Jerry A. Coyne: "O desaparecimento da lactase após a desmama é provavelmente o resultado da seleção natural. Nossos antigos ancestrais não tinham fonte de leite depois de desmamados, então, por que produzir uma custosa enzima quando ela não era necessária?" Daí, a questão que deve ser colocada é quando, onde e como alguns grupos foram beneficiados pela persistência da lactase e outros não. Por qual razão, num determinado momento, a seleção natural agiu em sentido contrário, mantendo a produção dessa enzima?

O problema é que quanto mais nos afastamos do tempo presente, mais difícil fica encontrar informações sobre um tema, qualquer que seja o propósito de nossa investigação. E, quando se vai além do surgimento da escrita, os fósseis passam a ser praticamente a única fonte de dados que documentam transições macroevolutivas. Fósseis podem se bem estudados, revelar muita coisa, mas não podem tudo – é quando dão margem a conjecturas, algumas boas e outras nem tanto. Com o acúmulo de conhecimento e as técnicas modernas a serviço da arqueologia, da antropologia e da genética, a leitura desses achados antigos passou a ser mais produtiva, a revelar mais do que se conseguia no passado e, assim, a melhorar a qualidade de tais conjecturas.

Desde que o primeiro mamífero identificado como do gênero *homo* apareceu, há cerca de 2 milhões de anos, até a domesticação de animais, o acesso ao leite líquido se limitava à primeira infância o que, na melhor das hipóteses, poderia ser mantido até cerca de 1 ano de idade ou um pouco mais. É o que mostra Michael Balter ao comentar investigação sobre o período de lactação do fóssil de uma criança Neandertal de 8 anos encontrado na Bélgica (Caverna Escladina), que viveu há 100 mil anos.

Independentemente do momento de desmame dos nossos antepassados, o fato é que, findo o período de amamentação, tal como acontecia com todos os demais mamíferos, cessava o consumo de leite. Isso mudou somente porque, num determinado momento da história, houve uma adaptação evolutiva, no caso, uma coevolução. A força por trás de uma adaptação evolutiva, a seleção natural positiva, é a prevalência de um traço benéfico que tem a capacidade de aumentar a probabilidade do organismo de sobreviver e se reproduzir. Além disso, tal traço deve ser passado pelo organismo para os descendentes. É o caso da persistência da lactase, que aconteceu com uns poucos grupos humanos entre os quais a criação de gado passou a ser uma atividade comunitária importante. Mas foi um longo percurso.

Um dos eventos mais importantes da pré-história foi a descoberta, o domínio e o uso do fogo por nossos antepassados remotos. Como a maior parte das descobertas naquela época, a do fogo também deve ter sido obra do acaso. As duas hipóteses mais prováveis são a queda de um raio em uma árvore e a erupção de um vulcão, com a subsequente criação do fogo pela queima de madeira. Foi uma descoberta importante, mas, para não ficar na dependência de tais fenômenos eventuais, era preciso manter a chama acesa. Com o tempo, mais do que manter essa chama, nossos antepassados aprenderam a gerar o fogo pela fricção de pedras, gerando faíscas que logo punham a queimar gravetos de fácil combustão. O domínio do fogo mostrou-se útil para muitas coisas, especialmente para manter uma caverna aquecida nos dias frios e para proteger a si e a seus alimentos de predadores. Mas a principal utilidade que veio a ser revelada pelo fogo foi que ele poderia ser usado para cozinhar alimentos.

Provavelmente, uma fogueira acesa dentro do abrigo, perto de um punhado de carne, deve tê-la cozido durante a noite. Pela manhã, ao saboreá-la, viu-se que o fogo a havia melhorado em textura, maciez e sabor. A prática de cozinhar alimentos ao redor de uma fogueira certamente aumentou a cooperação e a socialização dos componentes do grupo. Antes, era natural que, uma vez obtido um pedaço de carne, o homem corresse para protegê-lo e devorá-lo isoladamente. Como demonstram pesquisas modernas, o alimento cozido requer muito menos energia para ser digerido do que o cru. Mesmo não se sabendo disso *a priori*, o cozimento pode eliminar também eventuais micro-organismos patogênicos presentes no alimento cru, tornando-o mais seguro. Aliás, o calor é a base das tecnologias de preservação de alimentos perecíveis que vieram a ser desenvolvidas ao longo do século 19.

A hipótese mais atraente sobre a importância do uso do cozimento nos primórdios da humanidade foi lançada pelo bioantropólogo Richard Wrangham. Ele sustenta que o homem ganhou massa encefálica e se tornou mais inteligente a partir do momento em que trocou sua dieta de alimentos crus para cozidos. Ou seja, ele não passou a cozinhar porque se tornou mais inteligente. Foi justamente o contrário: seu cérebro cresceu e se tornou mais complexo depois que ele começou a cozinhar. Por isso, considera que o alimento cozido passou a fazer parte da dieta do gênero *Homo* desde o advento do *Homo erectus*, há cerca de 2 milhões de anos.

Entretanto, as evidências arqueológicas, especialmente na Europa, mostram que o fogo não era usado regularmente por indivíduos da linhagem humana antes de 300 mil ou 400 mil anos atrás. Mas Wrangham apresenta outras evidências em defesa de sua datação, como acentuadas mudanças anatômicas relacionadas à dieta, tipo redução do tamanho dos dentes e alargamento da caixa torácica – indícios de que a qualidade nutricional da dieta melhorou e a comida consumida era mais macia –; perda de traços próprios de quem necessita escalar árvores com eficiência, marcando a necessidade de dormir no chão, o que seria difícil sem o controle do fogo.

Com a ajuda da neurociência, a hipótese de Wrangham torna-se mais verossímil. A bióloga e neurocientista brasileira Suzana Herculano-Houzel estudou o tema em profundidade, inclusive fazendo a medição do número de neurônios contidos no cérebro de humanos e outros mamíferos e chegou a conclusões que corroboram as ideias defendidas por Wrangham. Parafraseando Descartes, em artigo sugestivamente intitulado "Cozinho, logo existo", a doutora Herculano-Houzel demonstra que sem alimentos cozidos, de fácil mastigação e digestão, um homem com 60-70 quilos de massa corpórea não conseguiria manter um cérebro de 86 bilhões de neurônios, que consome cerca de 500 calorias por dia para se manter em boas condições. De um total recomendado de 2.000 calorias, estamos dizendo que 25% das calorias são apropriadas por um órgão – o cérebro –, que representa apenas 2% do peso médio do corpo. Em outros animais, esse gasto energético alcança o máximo de 8%.

Trabalhando em seu laboratório, a neurocientista concluiu que "cérebros humanos, de macacos, babuínos e roedores têm gasto energético semelhante: uma média de seis quilocalorias diárias por bilhão de neurônios." Assim, para manter seus cerca de 30 bilhões de neurônios, gorilas e orangotangos têm que se alimentar durante quase nove horas por dia. Seria praticamente impossível exceder esse número de horas. Então, como o homem pode fazer a proeza de saciar seus 86 bilhões de neurônios despendendo tão pouco tempo à mesa? A única explicação está no fato de que a maior parte de seus alimentos ele ingere após cozimento. Este os torna mais macios, podendo "ser mais facilmente mastigados e triturados na boca, o que faz com sejam totalmente digeridos pelas enzimas no estômago e absorvidos no intestino", afirma ela. Com sua habilidade na cozinha, o homem consegue obter até três vezes mais energia do que se comesse alimentos crus. É uma grande diferença no coeficiente de conversão.

Com suas pesquisas e reflexões no campo das neurociências, a doutora Herculano-Houzel consegue responder às perguntas que ela mesma formulou: "Qual é a vantagem de ser humano? O que nós temos que nenhum outro animal tem, e qual é a explicação mais simples para nossas vultosas habilidades cognitivas?". E a resposta é: "O maior número de neurônios no córtex cerebral". Daí, ela segue para concluir: "E o que nós fazemos que nenhum outro animal faz, que, de quebra, acredito ter sido fundamental para nos permitir chegar ao número enorme de neurônios corticais? Cozinhamos o que comemos. Nenhum outro animal cozinha e, para mim, foi o que nos tornou humanos".

Apesar da importância do uso habitual do fogo desde que foi dominado e mesmo considerando as controvérsias sobre sua extensão e seu papel na evolução humana, durante milhares de anos o desenvolvimento tecnológico foi praticamente inexistente. O homem coletava alimentos e caçava sem auxílio de instrumentos ou armas, o que impedia a caça de espera. Incapaz de uma ação mais efetiva, ele às vezes se alimentava de restos de animais mortos por outros predadores. Até agora, o que se sabe dos primeiros movimentos mais organizados, deve-se ao achado de oito lanças de madeiras de 400 mil anos em Schöningen, na Alemanha, evidenciando a caçada em grupo, o que exigia preparação prévia. Sem dúvida, uma significativa melhora nas habilidades para a caça em relação a eras anteriores. Além disso, o aumento da quantidade obtida nesse tipo de caçada requeria técnicas de estocagem dos alimentos, pois não eram consumidos de uma só vez, como no caso da caça circunstancial e individual.

Com o fim da última Idade do Gelo, há aproximadamente 12.000 anos, quando condições climáticas semelhantes às atuais foram estabelecidas, tornaram-se possíveis o aumento populacional e o progresso incessante da humanidade. Até então, os modos de vida do homem, que vagava em pequenos bandos de coletores e caçadores, haviam sofrido poucas alterações em relação a seus antepassados. Foi a partir de

10.000 anos atrás que, na região conhecida como Crescente Fértil, se iniciou o cultivo de cereais – principais responsáveis pela viabilização de um crescimento populacional cada vez mais expressivo. O chamado Crescente Fértil é uma região localizada entre o Mar Negro, o Mar Mediterrâneo, o Mar Cáspio e o Golfo Pérsico, numa área ocupada, hoje, por países como Egito, Turquia, Líbano, Israel, Síria, Jordânia e Iraque.

O trigo e a cevada constituíram a base da alimentação nos primeiros aglomerados humanos importantes que começaram a se formar naquela região, estendendo-se a muitas outras mais tarde. Entre 8.000 e 7.000 anos atrás, o arroz e o painço viriam a ser cultivados no Crescente Fértil, possibilitando o surgimento de comunidades na Índia e no Extremo Oriente. No mesmo período, outro importante cereal, o milho, seria cultivado na América Central. O cultivo exigia a fixação do homem numa área específica e logo ele descobriu que algumas espécies animais, uma vez domesticadas, poderiam fornecer lã, carne e leite, além de funcionar como animais de tração e contribuir para o desenvolvimento da incipiente atividade agrícola.

O geobiólogo e fisiologista Jared Diamond fornece as datas aproximadas da primeira prova de domesticação de grandes mamíferos. Segundo ele, foi também no Crescente Fértil, há 10.000 anos, que os primeiros animais a serem explorados na produção de leite de consumo foram domesticados: a cabra e a ovelha. Entretanto, o principal animal produtor de leite para consumo humano, a vaca, foi domesticado há 8.000 anos, na mesma região, na Índia e, talvez, no norte da África.

Dois fatores contribuíram fortemente para que os principais animais produtores de leite tivessem sua origem ligada àquela região. Primeiro: das 56 principais espécies de gramíneas existentes no mundo, 32 são nativas da zona do Mediterrâneo. Segundo: das 14 espécies de mamíferos domesticados no mundo, 13 tiveram sua origem na Eurásia, ou seja, na extensa área que inclui a Europa e a Ásia e, assim, o Crescente Fértil. O camelo e o dromedário, ambos animais com aptidão leiteira, foram domesticados há 4.500 anos na Ásia Central e na Arábia, respectivamente. Os únicos mamíferos domesticados no que viria a ser o Novo Mundo, há 500 anos, se limitaram à lhama e à alpaca, circunscritas aos Andes, na América do Sul.

O cavalo, animal que teria importância fundamental nos deslocamentos humanos e na formação dos impérios, foi domesticado há cerca de 6.000 anos, na área hoje ocupada pela Ucrânia. Com o deslocamento desses animais até a Mongólia, o leite de égua desempenharia papel relevante na dieta alimentar dos povos daquela região, principalmente a partir do século 12. Outros mamíferos acabaram se transformando em produtores de leite e adquirindo importância em regiões específicas do planeta. Ainda que com pequeno volume de produção, o iaque foi domesticado nas elevadas montanhas do Himalaia, sem que se saiba ao certo em que período. Finalmente, a rena, em época mais recente, nas terras hoje ocupadas pela Finlândia.

Foi a domesticação que permitiu o confinamento desses animais, tornando-os disponíveis para que seus criadores pudessem usufruir melhor do que eles tinham a oferecer: carne, pele, chifre e leite. Com isso, acontecia a terceira condição para que a adaptação evolutiva tivesse lugar: haver disponibilidade de leite de outros animais. Mas ter leite naquele momento não significava poder bebê-lo, pois havia os inconvenientes causados pela falta de lactase no organismo para absorver a lactose. Como beber leite se sua ingestão era seguida por náusea, cólicas, flatulência e diarreia? O normal era evitá-lo. Por isso, o mais provável é que a coalhada e o queijo tenham se destacado inicialmente como os produtos mais consumidos. Por dois motivos: por um lado, porque era a melhor alternativa da época para o aumento da vida útil do leite; por outro, porque, devido ao baixo teor de lactose, o consumo de queijo, por exemplo (cerca de 94% da lactose é eliminada no soro do leite), não era acompanhado da indisposição causada pela a ingestão direta do leite cru.

Nos últimos 15 anos, tem vindo à luz uma variedade de estudos e resultados de pesquisas com hipóteses ou demonstrações sobre locais, épocas e razões da persistência da lactase em alguns grupos humanos a partir do Neolítico. O tema desperta grande interesse entre antropólogos, arqueólogos, biólogos, químicos, geneticistas e toda sorte de pesquisadores da área de nutrição, considerando a importância do leite na alimentação humana e as dificuldades de milhões de pessoas terem acesso ao produto em razão da intolerância à lactose.

A persistência da lactase não foi um fenômeno exclusivamente europeu. É consenso entre os pesquisadores que esse fenômeno foi um caso de convergência evolutiva. Aquela que ocorre quando pressões seletivas semelhantes originam adaptações semelhantes em grupos taxonômicos (alguma espécie animal, por exemplo) não relacionados. Foi justamente o que aconteceu com a persistência de lactase em alguns grupos, também criadores de animais leiteiros, em áreas da África, do Oriente Médio e do sul da Ásia (camelo), mas sem relação com migrações de indivíduos de origem europeia. Foi um fenômeno independente e sabe-se disso porque o alelo responsável pela coevolução revelou-se diferente nessas áreas. Os alelos são as formas alternativas do mesmo gene. Por exemplo, o gene B, que determina a característica presença de chifres em bovinos. Esse gene possui dois alelos: B e b. O alelo b leva a ausência de chifres e o alelo B leva a presença de chifres. No caso do leite, teríamos um alelo da persistência da lactase (LP) e outro da não persistência (LNP).

A geneticista Sarah A. Tishkoff, trabalhando com um grupo de pesquisadores, revelou a descoberta de três alelos diferentes do europeu, relacionados com a persistência da lactase, em tribos da Tanzânia, do Quênia e do Sudão. Apesar da proliferação de tais estudos, ainda restam muitas dúvidas e controvérsias sobre esse tema. Todavia, é quase unanimidade que a persistência da lactase se baseava na existência, em determinado momento, de leite disponível para ser consumido, o que, por sua vez, se assentava na prévia domesticação de animais com aptidão leiteira.

Não se trata de viés eurocentrista, mas foi na Europa que essa adaptação evolutiva, que permitiu a continuidade do consumo de leite pela população adulta, produziu seus maiores e melhores efeitos. As baixas temperaturas europeias contribuíram para o uso mais intensivo de um produto tão perecível. Por outro lado, pelo menos duas podem ser as razões para a reduzida disseminação da criação de gado e do consumo de leite na África, além das dificuldades do clima tropical. Primeira: a grande extensão territorial daquele continente comparativamente ao território europeu, dificultando os movimentos migratórios. Segunda: o grande número de tribos que levava à fixação das populações em determinadas áreas, onde um dos fundamentos da sua defesa era a pouca migração ou contato com tribos vizinhas, que poderiam cobiçá-las.

O fato é que, na sua longa caminhada do Oriente Médio até as áreas que um dia seriam definidas como partes da Europa, os criadores de gado foram invasores que dominaram as populações locais e, com graus variados de miscigenação, impuseram seu estilo de vida. O consumo de leite passou a ser uma vantagem importante nesse processo de dominação, não somente do ponto de vista da qualidade nutricional do produto. Tomar leite, em muitas situações, seria uma forma de evitar a ingestão de água contaminada. Mais do que isso, o leite passou a ser um recurso alimentar permanente, especialmente valorizado em face de uma eventual frustração na colheita de grãos, decorrentes de condições climáticas desfavoráveis. O que era uma desvantagem para os agricultores.

Com a criação dos animais já estabelecida, o gado de leite, independentemente da espécie domesticada, passou a ter importante papel na alimentação. Diferentemente da carne, pois, para obtê-la, o animal tinha que ser sacrificado. No caso do leite, o animal era um ativo que poderia ser usado durante vários anos. Somente finda sua vida produtiva como animal de leite é que era sacrificado, mas certamente após deixar alguns descendentes. Além disso, com todas essas vantagens e com o contato agora permanente com animais leiteiros, era natural que os produtos lácteos (iogurte, queijo e creme) fossem parte importante na dieta do homem neolítico, criador de gado, e que, com o passar do tempo, a lactase persistisse na idade adulta. É justamente assim que os pesquisadores e estudiosos do tema pensam ter ocorrido a coevolução, ou seja, uma interação da genética com a cultura.

As melhores condições para essa coevolução – a habilidade de consumir leite cru na idade adulta – parece ter tido lugar, na vertente europeia, na Europa central, há 7.500 anos. Esta é a hipótese sustentada pelo geneticista especializado em bioinformática Yuval Itan, após muita investigação com seu grupo de pesquisadores. De acordo com eles, como fruto da domesticação de animais empreendida no Oriente Médio por aqueles invasores, os primeiros humanos adultos a consumir leite cru na Europa sem aqueles sintomas indesejáveis provocados pela ausência de lactase teriam vivido no território das atuais Áustria, Hungria e Eslováquia. A partir daí, os portadores do gene da persistência da lactase se espalharam pelas áreas setentrionais da Europa, com o desaparecimento paulatino dos antigos habitantes. Houve uma verdadeira revolução branca.

Poder ingerir lactose em idade adulta passou as ser uma vantagem seletiva importante. Os indivíduos tolerantes à lactose produziram, em média, de 4% a 10% mais herdeiros do que aqueles que eram intolerantes, o que constituiu forte seleção natural. Assim, não é fortuito que, após 10.000 anos, os tolerantes à lactose, partindo de uma base inicial de 1% a 2%, ou até menos, tenham alcançado percentuais de quase 100% em países do norte da Europa. Também não é de estranhar que o gado leiteiro originário da Holanda tenha se espalhado pelo mundo, tornando-se, onde conseguiu se adaptar, a melhor matriz para produção de leite em abundância. A persistência da lactase na idade adulta foi uma das evoluções mais rápidas e importantes pelas quais passou a espécie humana. Pois é de aproximadamente 15.000 a 20.000 anos o tempo médio para haver uma transição evolutiva completa, segundo estimativa baseada em registros fósseis feita pelo biólogo evolucionista Stephen Jay Gould.

A transformação da vida errante dos grupos de caçadores e coletores em vida sedentária teve muitas implicações nas relações do homem com seu meio, assim como no desenvolvimento tecnológico e na própria estrutura familiar. Antes da fixação do homem em torno da agricultura e da criação de animais, as dificuldades geradas pelos deslocamentos levavam a mulher a evitar um novo filho até que o menor tivesse cerca de 4 anos e pudesse caminhar sozinho e ter vida relativamente independente. Sedentária, a mesma mulher passou a ter filhos com maior frequência, o que explica em parte o aumento da taxa de crescimento populacional a partir de 10.000 anos atrás.

Na Mesopotâmia, berço do mundo civilizado, escavações arqueológicas resultaram na descoberta de pinturas, estatuetas e objetos datados de aproximadamente 4.500 anos atrás. Destaca-se dentre eles o chamado "Friso dos Ordenhadores", uma faixa ornamental de parede em que dois homens aparecem ordenhando vacas por trás, sugerindo que os ordenhadores sumérios mantinham hábitos adquiridos na ordenha de cabras. Nas figuras encontradas posteriormente no Egito, nas tumbas dos faraós, o ordenhador já se encontrava ao lado da vaca, que aparece com os membros posteriores amarrados, demonstrando um avanço em relação às práticas da Mesopotâmia.

Alguns achados arqueológicos provam que o leite era consumido no Egito em estado natural. Num túmulo egípcio da 18ª dinastia em El Kab, constata-se que um grupo de 60 crianças bebia o leite produzido por 3 vacas, 52 cabras e 9 asnas. Mas, enquanto a civilização egípcia dava seus últimos suspiros, Cleópatra regalava-se displicentemente em banhos com leite de asna, apesar das dificuldades para ordenhar esse animal. Talvez fossem esses banhos os responsáveis pela sua tão comentada beleza...

Dentre os muitos legados da Grécia para a humanidade está a sua mitologia. A Via Láctea, ou "Caminho do Leite", é um dos mitos gregos. Consta que a via que conduzia ao palácio de Júpiter nasceu do leite derramado do seio da deusa Hera. Quando esta deusa amamentava Hércules, o mesmo sugou-lhe o seio com tanta violência que a feriu. Repelindo o bebê com força, Hera, cujo nome latino é Juno, deixou que seu leite escorresse, formando então a Via Láctea.

Diz a lenda que Roma nasceu, se não da exploração do leite de consumo, pelo menos sob a égide do consumo de leite, ainda que de leite de loba. Representada por uma estátua etrusca de bronze, a famosa loba amamentando os gêmeos Rômulo e Remo, lendários fundadores da capital do grande e poderoso Império Romano, passou a ser o símbolo daquela cidade.

Ironicamente, não existem muitos registros históricos significativos sobre o papel do leite e do gado na vida greco-romana. A informação mais comum é que na exploração leiteira greco-romana o leite de ovelhas e cabras era rapidamente transformado em queijo com o propósito de prolongar-lhe a vida útil, sendo esse produto mais importante na alimentação do que a carne. Os rebanhos bovinos eram extremamente raros, sendo utilizados para carga e abatidos somente quando velhos, para o fornecimento de carne. De toda forma, gregos e romanos consideravam que o consumo de carne e leite caracterizava os selvagens, ou bárbaros, que não praticavam a agricultura e tampouco apreciavam o pão e o vinho.

Consta que Hipócrates de Cós (c. 460-380 a.C.), famoso médico grego, recomendava leite de vaca e asna para problemas de pulmão, gota e ciática. Plínio, o Velho (23-24?-79 d.C.), em Roma, fazia o mesmo. Entretanto, tal recomendação era difícil de ser seguida, uma vez que em Roma, embora se pudesse encontrar uma loja de vinhos em cada rua, o mesmo não acontecia com o leite, devido à escassez de animais ou à distância do campo.

O crescimento das cidades leva aqueles que abandonaram a área rural a rejeitar os hábitos e costumes dos camponeses. O cidadão urbano, protegido e privilegiado, procurava imitar o exemplo dos aristocratas em tudo o que era permitido. Enquanto a dieta dos camponeses se limitava a pão preto, cereais e vegetais, na mesa da aristocracia estavam presentes carne, pão branco, vinho, ovos e queijos.

Tudo indica que era pequeno o consumo de leite líquido natural, como mostra o historiador medievalista Michel

Pastoureau em relato sobre a vida cotidiana e os costumes alimentares na França e na Inglaterra dos séculos 12 e 13: "A sidra, considerada indigna das casas aristocráticas, é relegada aos camponeses mais pobres do oeste da França. Menos ácido, o vinho de pera é mais difundido; misturado com água, constitui em muitas aldeias a bebida das crianças. Estas, até os 7 ou 8 anos, bebem também leite, cujo consumo por um adulto é sinal de enfraquecimento extremo ou falta de juízo". Mas a história não se restringe ao continente europeu, e a questão que se coloca é por que, ao contrário do ocorrido na Europa, o leite de consumo não teve papel nos hábitos alimentares da extensa e populosa China, cujos feitos superavam largamente outros países e civilizações.

No século 13, a China, que iniciou seus esforços agrícolas há 6.000 anos, possuía o que era provavelmente a mais avançada agricultura do mundo, permanecendo a Índia como sua única possível rival. Para melhor entender o historicamente baixo consumo de leite pelos chineses, que somente começa a crescer no século 21, é interessante o relato do historiador David S. Landes sobre a forma como se desenvolveu a economia chinesa. Diz ele que havia "pouco espaço para a utilização de animais, exceto os necessários para lavrar o solo, transportar cargas pesadas e servir como montarias para o exército. O porco foi a única exceção – o grande limpador de detritos da China e fonte principal de carne para a mesa do homem rico. Mas, com gado bovino e ovino extremamente raros, a dieta chinesa não incluía laticínios ou proteína animal, e o vestuário de lã era praticamente desconhecido".

Com diferenças políticas e religiosas marcantes em relação ao resto da China, resultando em conflitos que se mantêm até o presente, os tibetanos domesticaram o iaque no planalto situado a leste do Himalaia. Além de o utilizarem como animal de tração, bebiam seu leite e consumiam sua carne. Mas a exploração do iaque na atividade leiteira limitou-se àquela elevadíssima e inacessível região, com seus platôs de até 6.100 metros acima do nível do mar.

Mas um país que veio a se tornar o maior produtor de leite no mundo contemporâneo, a Índia, tem uma história conflituosa em relação aos hábitos alimentares. Esse país faz fronteira a nordeste com a China, sendo dela separada exatamente pela cordilheira do Himalaia. A Índia adotou desde seu início a dieta vegetariana, pois suas maiores religiões rejeitavam pelo menos uma (às vezes todas) das carnes que ajudaram a sustentar o restante da humanidade. Os hindus não comiam carne de vaca e nem de porco; os muçulmanos rejeitavam o porco; os ortodoxos budistas não tocavam em nada que houvesse sido sacrificado. Isto, apesar da existência de restos arqueológicos de carneiro, porco, búfalo e cabra.

Um fato mudou, em parte, os hábitos alimentares da Índia: a invasão de seu território pelos pastores árias, há 3.750 anos. Estes comiam carne de carneiro e de vaca, e os produtos lácteos eram importantes em sua dieta. Os árias bebiam leite, além de se alimentar de coalho e de uma manteiga clarificada, denominada *ghee*, que podia ser armazenada por meses à temperatura ambiente, sem se deteriorar, mesmo no clima quente da região. Assim, apesar da persistente resistência dos indianos ao consumo de carne, eles passam a depender do consumo de produtos lácteos. O sucesso foi tanto que a procura desses produtos superava a capacidade de suprimento dos rebanhos. As religiosas que protegiam os rebanhos leiteiros tinham um forte componente racional. A ideia que se difundiu na Índia era que o leite de uma vaca fértil, assim como os ovos de uma galinha fértil, pode alimentar mais gente do que suas carcaças. Não valia a pena matá-los para consumir suas carnes.

O leite era bebido fresco apenas ocasionalmente. Com maior frequência, o produto da ordenha era fervido e engrossado para produzir um mingau à base de grãos ou cevada tostada. Se na maioria dos países até os tempos medievais entendia-se por "leite" os leites de ovelha, cabra ou vaca, na Índia significava invariavelmente leite de vaca. As cabras tropicais forneciam pouco leite, as ovelhas eram escassas, e o leite de búfala, espécie mais produtiva, encontrava restrições das castas mais elevadas, que conseguiam identificar facilmente seu sabor e tinham aversão a ele. Entretanto, o gado bubalino viria a ter expressiva participação na produção leiteira, levando a Índia à liderança mundial na produção de leite.

Na Mongólia do século 12, vivendo sua infância em estado de extrema pobreza, Genghis Khan se viu privado de tomar leite de égua e comer carne de carneiro, produtos que faziam parte da dieta normal de um nômade na sua época. Sabe-se que os guerreiros de Kahn se alimentavam do sangue e do leite de suas éguas. De certa maneira, esses guerreiros usavam seu meio de transporte como uma espécie de marmita, pois era dele que se alimentavam ao longo de suas caminhadas e lutas de conquista.

Com essa fonte ambulante de alimentos e sua destreza no uso do cavalo e do arco e flecha, não deve ter sido difícil para os mongóis dominar o vasto território que alcançaram, superando todos os impérios anteriores. O grande imperador mongol conseguiu deixar um legado muito melhor para seus sucessores, mas também um império difícil de ser governado e mantido sem defecções, o que, todavia, ocorreria após sua morte. De toda forma, seu neto, Kublai Khan, evoluiu em se tratando de alimentar seus guerreiros, pois utilizou como ração militar uma espécie de leite em pó desnatado. Certamente, era um pó manufaturado a partir de leite de cabra, ovelha, camela ou mais provavelmente de égua, uma vez que eram escassos os rebanhos bovinos naquela área. Até o kúmis, a bebida alcoólica favorita dos mongóis, era feito de leite de égua fermentado.

O veneziano Marco Polo, que viajou pelo Oriente entre 1271 e 1294, vivendo durante quase vinte anos na corte de Kublai Khan, descreveu suas aventuras numa obra que ficou conhecida como *O livro das maravilhas* – ditadas a um escritor de Pisa, Rusticiano, no período em que ambos foram prisioneiros políticos dos genoveses. Nesse livro, Marco Polo descreve o processo de produção do leite em pó e a maneira como era preparado e utilizado pelos mongóis. Apesar das controvérsias sobre o que seria verdade ou ficção no *Livro da maravilhas*, Marco Polo faz uma descrição precisa dos hábitos alimentares do exército mongol, como se observa no texto a seguir: "Tem também leite seco, que é firme como massa. O leite é desidratado da seguinte maneira: é fervido e a nata que flutua é colocada em outro vasilhame e dela se faz manteiga. Enquanto permanece no leite, não é possível secá-lo. O leite é, então, colocado ao sol, tornando-se seco. Quando vão para a guerra, os guerreiros levam dez libras deste leite, tomando um pouco de manhã: cada homem pega meia libra e coloca em um pequeno reservatório de couro semelhante a uma garrafa. Depois, coloca água em cima e agita com um pau. Carrega assim até que o leite se dissolve e se transforma em um tipo de xarope pela força do cavalgar. Bebe em seu devido tempo, e isso é seu almoço". Independentemente do volume produzido, o leite em pó desnatado foi, então, o segundo leite de consumo direto usado pela humanidade e provavelmente, como mencionado, originário de leite de égua.

Do outro lado do mundo, numa região inóspita e desconhecida, distante de todas as civilizações europeias e asiáticas, os incas constituiriam seu império, no que hoje é o Peru. Isso se deu aproximadamente do século 12 até o século 16, quando foram conquistados e colonizados pelos europeus. Naquela região, apareceram os únicos mamíferos domesticados fora da Eurásia: a lhama e a alpaca, dois camelídeos. Entretanto, tais animais não mostraram aptidão ou não foram utilizados para o fornecimento de leite. Além do uso da lã da alpaca no artesanato familiar de tecelagem, os incas utilizavam a lhama como animal de carga. Eles comiam sua carne, a *charki* (carne desidratada pelo sol) e usavam a pele na confecção de sandálias, correias e bolsas. Na fabricação de agulhas e outros utensílios, eram empregados seus ossos, enquanto seus excrementos serviam como combustível. Nada se perdia.

Os registros sobre leite são escassos na Pré-história e na Antiguidade, salvo aqueles circunscritos a alguns sítios arqueológicos e a uns poucos escritos antigos. Ao contrário da coalhada e dos queijos, o consumo direto de leite, após a ordenha das diversas espécies animais, teve crescimento lento como parte da dieta cotidiana na maior parte do mundo conhecido, até a Idade Média.

DOIS

A EXPANSÃO DO MUNDO
E DA CIÊNCIA

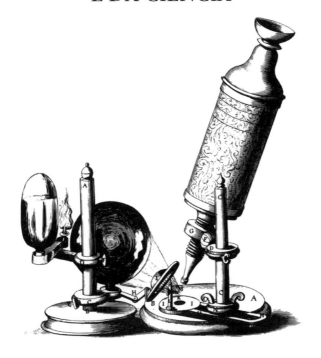

Microscópio de Robert Hooke (1635–1703),
ilustração de seu livro *Micrographia* (1665)

A mudança da dinastia chinesa, no século 15, mais precisamente na década de 1430, iria selar a sorte do leite no Novo Mundo e, de certa maneira, em todo o mundo. Inventores da imprensa, do papel e da pólvora, os chineses apresentavam um avanço naval impressionante no início daquele século. Com seus navios e invejável desenvoltura, se assenhorearam das águas da Indonésia e do Oceano Índico. Suas maiores embarcações tinham 400 pés de comprimento por 160 pés de largura – ou seja, pouco mais de 120 metros por 48 metros – tendo quase o quádruplo da caravela *Santa Maria* (menos de 30 metros de comprimento) pilotada por Cristóvão Colombo em sua primeira viagem pelo Atlântico. Em termos de construção naval, a China estava à frente de todos os países europeus, cujos marinheiros, porém, eram melhores navegadores do que os chineses.

Entretanto, a aventura naval chinesa havia exaurido os recursos do império. Com o descontentamento da população, debilitada pelo pagamento de elevados impostos, foi inevitável o enfraquecimento da autoridade do Estado. O mais importante na guinada chinesa, porém, foi que os mandarins, que haviam assumido o poder em substituição aos eunucos, desprezavam o comércio. Para eles, a única fonte verdadeira de riqueza era a agricultura. Assim, enquanto os europeus iniciavam a era das grandes navegações, responsáveis pela expansão das fronteiras do mundo, os chineses faziam justamente o contrário – e de maneira extremada.

Em 1405, Tseng He, eunuco-chefe do imperador Yongle, com cerca de 30 mil homens e uma frota de 62 grandes juncos, além de 100 barcos menores, navegaram até Calicute, no sul da Índia. Era o início das expedições marítimas chinesas pelo Oceano Índico que, entre 1407 a 1433, levaram aqueles asiáticos a manter contato com quase quarenta países em torno daquelas águas. Portanto, quando os navegadores portugueses chegaram ao Oceano Índico, suas águas já haviam sido amplamente exploradas pelos chineses.

Quase cem anos após as aventuras de Tseng He, tudo havia se alterado radicalmente, revelando os novos valores chineses. Nas palavras do historiador e economista David Landes: "Em 1500, quem construísse um navio de mais de dois mastros era passível de pena de morte e, em 1525, as autoridades costeiras foram intimadas a destruir todos os navios oceânicos e a prender seus proprietários. Finalmente, em 1551, passou a ser crime sair para o alto-mar em navio de múltiplos mastros, mesmo para fins comerciais. O abandono do programa de grandes viagens fazia parte de uma política mais ampla de fechamento, de retração em face dos riscos e das tentações do mar. Essa deliberada introversão, um importante ponto de mutação da história chinesa, não podia ter ocorrido num pior momento, pois não só os desarmou perante o crescente poderio europeu, como também os colocou, complacentes e teimosos, contra as lições e novidades que viajantes europeus em breve lhes traziam".

Se, com seu potencial naval preservado, ao invés de destruído, os chineses tivessem contornado a extremidade sul da África e penetrado no Atlântico, teriam certamente realizado o feito que acabou em mãos europeias: a descoberta do continente americano. Mas, se isso tivesse ocorrido, os chineses teriam levado ao Novo Mundo seus hábitos vegetarianos. A criação de gado, em geral, e do gado de leite, em particular, não teria se desenvolvido nas novas terras.

Os europeus, que descobrem, conquistam e colonizam, moldam outro quadro. Em 30 anos, de 1492 a 1522, os portugueses e os espanhóis tinham vasculhado o mundo – com exceção de Austrália, Nova Zelândia e Antártida –, carregando a cultura europeia, seus hábitos, avanços tecnológicos e, inevitavelmente, as doenças que dizimaram as populações nativas. O saldo de mortes foi infinitamente maior do que o decorrente das batalhas que travaram com elas.

Com todas as controvérsias sobre o papel que os europeus desempenharam no Novo Mundo e os danos que causaram aos povos nativos, conforme relato contido na coleção "História em Revista", da Time-Life Books, o fato é que "os exploradores do século 15 e início do século 16 não pretendiam realizar uma revolução do conhecimento, mas foi o que fizeram – isso e muito mais. Os portugueses não acabaram com o isolamento da Europa: eles a colocaram inadvertidamente no caminho da expansão mundial. Suas viagens de descobertas marcam os primórdios da primeira cultura global do mundo".

Embora o cavalo tenha sido importante nas descobertas espanholas e nas guerras de conquista que as sucederam, não se tem notícia de que gado de leite fizesse parte das primeiras expedições pelo Atlântico. Mas é certo que isso viria a ocorrer a partir de 1521, quando os primeiros exemplares foram introduzidos no México. Não havia gado nativo na América do Norte, onde o mamífero selvagem mais comumente encontrado em grandes manadas, no que viria a ser os Estados Unidos, era o bisão. Mas este mamífero se revelou um animal impossível de ser domesticado e, assim, utilizado na atividade leiteira. Em 1540, o explorador espanhol Francisco Vázquez de Coronado, que fez longa jornada em terras americanas, incluindo o Grand Canyon, ao encontrar esse animal o chamou de vaca. Em seus relatos, se revelou admirado por serem as tais vacas "mais numerosas que os peixes no mar".

A partir de meados do século 16, mas principalmente no século 17, quando se intensificaram os processos de colonização, as importações de gado se avolumaram, sobretudo nas colônias inglesas, e a atividade leiteira teve sua primeira etapa de progresso no Novo Mundo. Quando da colonização da América do Norte, as raças de gado domesticadas já haviam se espalhado pela Europa, encontrando-se os principais rebanhos de gado de leite na França, na Inglaterra, na Holanda e na Suíça.

Por volta de 1611, os colonos de Jamestown – primeiro assentamento britânico fundado em caráter permanente no continente americano – importavam gado da Inglaterra e da Espanha. Em 1625, os colonizadores holandeses de Manhattan já trouxeram com eles 103 cabeças de seu gado nativo. Os *Pilgrims* (peregrinos), primeiros puritanos a chegar à Nova Inglaterra, não tinham vacas quando aportaram em Plymouth, a bordo do

Mayflower, em 11 de novembro de 1620. Seus sofrimentos durante a viagem se perpetuaram nos primeiros dois anos na inóspita costa americana, devido a problemas alimentares. O leite foi um dos produtos que fizeram falta, causando aumento da taxa de mortalidade, particularmente entre crianças. Isso levou o governo local a ordenar que uma vaca e duas cabras deveriam ser trazidas para cada seis novos colonos que aportassem na Nova Inglaterra.

Posteriormente, os *Pilgrims* voltaram à Holanda, de onde, ao final do primeiro ano, trouxeram gado para produção de leite. As importações de animais aumentaram no período de 1630 a 1633 e o sucesso na produção de leite foi tal que, em torno de 1650, as colônias da Nova Inglaterra já não importavam mais manteiga nem queijo. Ao contrário, iniciaram a exportação dessas *commodities* e, inclusive, de vacas. Era o prenúncio da supremacia americana na produção de leite e de sua autossuficiência nesse produto, ensejando o desenvolvimento de uma sólida indústria láctea a partir do século 19.

No México, na América Central, no Caribe e na América do Sul, os espanhóis e portugueses, movidos apenas pelo desejo de conquistar, catequizar os nativos e confiscar riquezas naturais, e sem o espírito empreendedor dos colonos americanos, imprimiram outro estilo de exploração das áreas ocupadas. Portugal e Espanha não eram importantes criadores de vacas ou produtores de leite, permanecendo assim ao longo da história subsequente. Isso não impediu que o gado do Velho Mundo, introduzido nas Américas a partir do século 16, fizesse grandes estragos na atividade produtiva da população indígena.

Os animais trazidos pelos espanhóis perturbaram seriamente o equilíbrio entre a população indígena e o suprimento alimentar, em especial na Mesoamérica, onde o milho era o produto básico. Relata o historiador inglês Kenneth Maxwell: "Depois da conquista, ocorreu uma explosão populacional entre o gado, porcos, carneiros e cabras, os quais causaram grandes danos às plantações de milho indígenas, que não eram protegidas pela falta de experiência com concorrentes pela subsistência. As medidas tomadas pela população indígena eram muitas vezes ineficazes. O sistema de valor dos conquistadores favorecia o gado. Bois e carneiros eram protegidos por lei, pelos costumes e pelo sentimento castelhanos. As leis que protegiam a pecuária na península Ibérica foram exportadas para o México e permitiam que o gado pastasse em propriedade alheia depois da colheita. E os animais destruidores eram, afinal, propriedade dos vitoriosos; a agricultura era província dos derrotados".

Do México à Patagônia, o resultado da colonização ibérica foi inexpressivo para o leite. Assim, quinhentos anos depois dos descobrimentos, em vários aspectos da produção leiteira, os países latino-americanos continuam atrasados, exibindo produtividade (litros/vaca/ano) inferior, por exemplo, à que a Holanda já havia alcançado em 1570. Há exceções, como Argentina e Uruguai, além de algumas pequenas áreas e grupos pouco numerosos de produtores de leite nos demais países.

Como os rebanhos se destinavam ao comércio da carne e à produção de couro, o consumo de leite devia ser apenas local, sem expressão nas trocas econômicas. Isso talvez explique a escassez de registros relativos ao leite no período colonial. As referências existentes versam sobre os produtos de importância econômica na época, como carne, couro, cana-de-açúcar, fumo, aguardente, trigo e milho, além de ouro, prata e pedras preciosas.

A contrapartida da introdução do gado bovino e do cavalo no Novo Mundo foi a transposição para a Europa de novos vegetais e cereais, como o milho, o tomate e, principalmente, a batata, que se tornaria o alimento básico da dieta norte-europeia. Mas, enquanto o Novo Mundo era colonizado, a Europa, berço do gado e da produção de leite, engendrada no período renascentista, conheceria a Revolução Científica, que, destruindo a cosmologia medieval, estabeleceu o método científico. Seu fundamento é que a observação e a experimentação rigorosa e sistemática são os únicos meios seguros para desvendar os segredos da natureza. Distanciando-se cada vez mais da religião, a ciência, como primado da razão e da crítica, firmou sua autonomia.

A Revolução Científica, caracterizada pelas descobertas de Nicolau Copérnico, Galileu Galilei e Isaac Newton, abriu as portas para vários desenvolvimentos tecnológicos do século 16 ao século 18 – eles iriam ter aplicação importante na nascente indústria de laticínios, promovendo seu constante progresso a partir do século 19.

O desenvolvimento das lentes, entre fins do século 13 e início do século 14, foi um grande acontecimento. O aparecimento e a disseminação do uso de óculos de grau ampliaram significativamente a vida útil dos artesãos. Muitos deles tinham seu tempo de trabalho reduzido pela metade devido ao enfraquecimento da visão. Entretanto, o aperfeiçoamento das lentes, para uso em aparelhos sofisticados, como o microscópio, mesmo o mais simples deles, demorou quase 300 anos. A invenção do microscópio é atribuída aos holandeses Hans e Zacharias Janssen, pai e filho, que eram fabricantes de óculos. Em 1590, na cidade de Middlegur, nos Países Baixos, colocando duas lentes convexas nas extremidades de um tubo, eles descobriram ser possível aumentar muito a visualização de objetos minúsculos. Estava inventado o microscópio, sendo os primeiros aparelhos produzidos entre 1590 e 1608.

Mas foram necessários mais 70 anos para que o londrino Robert Hooke publicasse seu *Micrographia*, um volume ilustrado com desenhos de alta qualidade, representativos do que tinha visto ao microscópio. Para isso, Hooke examinou em suas lâminas pulgas, madeira, folhas, sua própria urina congelada e um pedaço de cortiça. Ao observar em seu microscópio um corte deste material perfurado e poroso, Hooke identificou pequenos orifícios como os da colmeia de abelha, porém irregulares, que chamou de "células". Posteriormente, dadas as suas qualificações, Hooke seria chamado pela Royal Society de Londres, que promove o desenvolvimento da ciência, para confirmar os achados de outro microscopista, o holandês Leeuwenhoek. Entretanto, Robert Hooke acabou não gozando de prestígio proporcional à grandiosidade de suas descobertas, que se estenderam a vários campos da ciência. Teve o azar de tornar-se inimigo de seu contemporâneo, o influente e extremamente vingativo cientista inglês Isaac Newton, reverenciado por suas teorias, que iriam dominar o mundo científico até o início do século 20.

Em 1677, os trabalhos do holandês Antonie van Leeuwenhoek, objetivando simplificar o microscópio e aumentar sua potência, constituíram um novo avanço para a microbiologia. Leeuwenhoek, microscopista de grande habilidade, examinou em seu microscópio espermatozoides de insetos, de cachorros e do homem. Observou uma grande quantidade de seres minúsculos em sua lâmina de vidro, que denominou "*animaculus*" (micro-organismos). Feliz com as descobertas, suas pesquisas continuaram e, em 1683, publicava-se pela primeira vez a representação gráfica de uma bactéria. Era o coroamento de uma vida dedicada às lentes, durante a qual consta que o microscopista fanático desenvolveu mais de 400 modelos.

Outro importante desenvolvimento científico, que teria ampla utilização na indústria de laticínios, foi o termômetro. Quem inventou o termômetro? O assunto é controverso, pois são vários os candidatos. Alguns atribuem a invenção a Galileu, outros, ao hermetista Robert Fludd ou ao físico holandês Cornelius Drebbel ou, ainda, ao físico italiano Santorio Santorio. Todavia, a escala termométrica não existiu até o século 18. Foi em 1709 que o físico alemão Daniel Gabriel Fahrenheit inventou o primeiro termômetro graduado, utilizando álcool como elemento de expansão.

Posteriormente, em 1714, Fahrenheit substituiu o álcool pelo mercúrio, estabelecendo como ponto de ebulição da água 212 graus e como ponto de congelamento 32 graus. Muitos acreditam que Fahrenheit teria utilizado para o zero da escala de seu termômetro o zero obtido pelo astrônomo dinamarquês Ole Römer, a partir de uma mistura de gelo e cloreto de amônia. Fahrenheit calibrou seu termômetro utilizando, para o ponto de congelamento da água, a temperatura de 32 °F (0 °C); para a do corpo humano, 96 °F (35,6 °C) e, para a de ebulição da água, 212 °F (100 °C).

Somente em 1742 foi criado o termômetro, tal como hoje é conhecido e utilizado, tendo escala com intervalo de 100 graus entre os pontos definidos. Coube ao astrônomo sueco Anders Celsius a criação desse termômetro, com a escala Celsius (°C), que se tornaria universalmente usada, sendo a escala Fahrenheit (°F) mantida apenas em países de língua inglesa. Inicialmente, Celsius utilizou o zero como a temperatura de ebulição da água e 100 °C para seu ponto de congelamento, que, posteriormente, foi invertida para sua forma atual pelo biólogo também sueco Carl Linnaeus.

A eletricidade foi o terceiro grande desenvolvimento científico que teve início nos séculos 17 e 18. Os efeitos elétricos já eram conhecidos na antiguidade. A palavra eletricidade deriva do grego *elektron*, que significa âmbar, devido a sua capacidade de, ao ser friccionado, atrair pequenas folhas. Essa propriedade do âmbar era semelhante à da magnetita, que atraía peças de ferro. Por essa razão, houve inicialmente alguma confusão entre magnetismo e o que hoje conhecemos como eletricidade estática, objeto das primeiras investigações científicas relacionadas à eletricidade. Importantes cientistas estiveram envolvidos em seu estudo, cabendo o mérito da concepção quantitativa da eletricidade ao americano Benjamin Franklin e aos ingleses Joseph Priestley e Henry Cavendish.

O vapor, de larga utilização nos processos de tratamento térmico da indústria de laticínios, teve seus primeiros desenvolvimentos para aplicação prática no século 17. A primeira panela de pressão com válvula de segurança foi desenhada, em 1679, pelo físico Denys Papin, nascido francês, mas que se refugiou na Inglaterra por motivo de perseguição religiosa. Embora caldeiras tenham sido construídas já no século 1 d.C. por Hero de Alexandria, elas eram usadas apenas como brinquedos. Graças ao engenho de Papin, no início do século 18, caldeiras puderam ser construídas e utilizadas na Inglaterra. Os primeiros desses equipamentos eram manufaturadas a partir de ferro batido, sendo material posteriormente substituído pelo aço, em razão de este suportar maior pressão e temperaturas extremamente altas.

Também é de Papin o desenho do primeiro motor a vapor, concebido a partir de esboços elaborados pelo inglês Thomas Savery. No ano da morte de Papin, 1712, o inglês Thomas Newcomen desenvolveu uma nova máquina a vapor com pistão, que seria muito utilizada para retirar água das minas de carvão, mas ainda pouco eficiente. Foram necessários mais 53 anos para que James Watt aperfeiçoasse a máquina de Newcomen evitando a perda de energia que ocorria quando se aquecia, resfriava e aquecia novamente a mesma câmara. Este avanço foi possível através do uso de duas câmaras ao invés de uma. Em 1781, James Watt inventou um acessório mecânico que convertia movimento de pistão – para frente, para trás – em movimento rotativo. Com isso, a máquina a vapor tornou-se a primeira fonte moderna de energia. Com ela, a captação de energia como ocorre na natureza e sua aplicação no funcionamento de outras máquinas passou a ser viável.

Pela primeira vez, a ciência conseguia superar as problemáticas fontes de energia do passado: o vento, um recurso errático, e a água corrente, existente somente em determinados locais. Assim, ao permitir a utilização da energia a partir de outras fontes naturais e em quantidades muito maiores do que se poderia utilizar no passado, a máquina a vapor foi fundamental para os acontecimentos seguintes, que se concretizaram na chamada Revolução Industrial.

Da descoberta do Novo Mundo, passando pela Revolução Científica e chegando à Revolução Industrial, apesar desse longo e intenso processo de construção da Europa moderna, de 80% a 90% da população ainda vivia no campo. Com o baixo rendimento das colheitas e um desempenho agrícola desigual de um ano para o outro, mesmo que muitas mortes fossem decorrentes de doenças não controladas, a desnutrição mantinha sua influência na mortalidade. O resultado é que, do final do século 15 até o fim do século 18, a população da Europa cresceu apenas 100 milhões de habitantes, ao saltar de 80 milhões para 180 milhões.

Muitas alterações foram registradas nos hábitos alimentares nesse mesmo período. Ainda que a importação europeia de especiarias, uma das razões das viagens que resultaram na tão surpreendente Era das Descobertas, tenha crescido muito entre 1500 e 1620, sua importância na alimentação declinou com o fim da Idade Média. Os tempos modernos vão privilegiar as novas bebidas originárias das colônias – o chocolate, o café e o chá. O leite, puro ou misturado a essas infusões, continuaria a desempenhar um papel mais ou menos importante, dependendo do continente em que era consumido.

O chocolate foi descoberto no México pelos espanhóis, mas o produto era consumido pelos índios com a adição de pimenta. Este condimento é tradicionalmente adicionado aos alimentos pelos mexicanos, até mesmo àqueles destinados às crianças. No entanto, os espanhóis, em vez da pimenta, tiveram a ideia de adicionar açúcar ao chocolate. Foi essa novidade que, em 1527, foi enviada pelo navegador Hernán Cortez ao imperador Carlos V. Este governante foi quem iniciou o consumo da nova bebida, que, entretanto, só conquistou o gosto espanhol no fim daquele século. A Espanha foi a porta de entrada do chocolate na Europa, mas o produto teria que esperar o século 19 para se tornar importante na economia e no comércio mundiais.

Originário da Etiópia e do Iêmen, o café foi introduzido na Europa pelos turcos. Conquistando Veneza a partir de 1570, eles espalharam pela Itália a bebida, que chegou a Marselha por volta de 1644. Lançada em Paris, a moda de consumir café com leite popularizou-se no decorrer do século 18. Outros países europeus, inclusive Alemanha e Inglaterra, não ficaram alheios ao consumo de café.

Já o chá, dádiva para os chineses, teve sua presença registrada na Holanda e na França no século 17, mas acabou conquistando mesmo os ingleses, difundindo-se na Rússia a partir do século 18. Substituindo o café depois de 1730, o chá se popularizou de tal maneira na Inglaterra que se tornou bebida nacional. Ao longo do tempo, a adição de leite ou de creme de leite ao chá acabou se incorporando ao hábito de alguns consumidores, possivelmente numa imitação do consumo de café com leite.

Nas cidades europeias que iam se formando na Idade Moderna, o aumento do consumo de leite gera problemas de abastecimento, certamente em razão da perecibilidade do produto e da falta de controle pelas autoridades públicas. Em Londres, por exemplo, o consumo aumentava no inverno, porque as famílias ricas iam para a capital, diminuindo no verão, quando elas deixavam a cidade. Entretanto, do verão ao inverno, a oferta é artificialmente aumentada através do recurso da fraude, pois o leite é largamente "batizado" com água pelos revendedores ou mesmo antes pelos próprios produtores. A situação não é diferente em outras cidades europeias, que vivem problemas semelhantes.

Nos países islâmicos e na Índia, o leite, o queijo e a manteiga ocupavam um lugar importante na alimentação, tornando-a dieteticamente rica, apesar da falta de requinte desses produtos e da forma de consumo. O leite, na maioria das vezes, era consumido azedo, na forma de coalhada, iogurte ou produtos semelhantes, associados a outros alimentos. Na Turquia, por exemplo, onde os produtos lácteos mais simples eram quase os únicos alimentos dos pobres, de acordo com a estação, o leite azedo era acompanhado de pepinos ou de melão, de cebola, de pera ou de uma papa de frutos secos.

Na vasta China, entretanto, o leite, a manteiga e o queijo continuavam a ser sistematicamente ignorados. A manteiga poderia até ser utilizada para fritura numa pastelaria, mas as vacas, as cabras e as ovelhas criadas pelos chineses serviam apenas ao fornecimento de carne. A situação no Japão não era diferente, com os japoneses compartilhando com os chineses a mesma repugnância ao leite. O camponês no Japão preferia utilizar a soja para obter produtos semelhantes ao queijo e à manteiga.

O fato é que, em fins do século 18, com o advento da Revolução Industrial, que acelerou o processo de urbanização, surgiram importantes desafios em relação à produção e à distribuição de alimentos. Mais uma vez, David Landes nos ajuda a compreender melhor aquela época: "O cerne dessa revolução foi uma sucessão inter-relacionada de mudanças tecnológicas. Os avanços materiais ocorreram em três áreas: (1) houve substituição das habilidades humanas por dispositivos mecânicos; (2) a energia de fonte inanimada – especialmente a do vapor – tomou o lugar da força humana e animal; (3) houve melhora acentuada nos métodos de extração das matérias-primas, especialmente no que hoje se conhece como indústrias metalúrgicas e químicas".

Tal revolução criou muitos problemas de saúde pública, principalmente nos centros industrializados, em razão da falta de infraestrutura adequada para comportar grande número de pessoas, uma vez que a urbanização ocorreu em curto período de tempo. O incontrolável desenvolvimento industrial não conseguiu reduzir a pobreza, mas levou à proliferação de doenças próprias das grandes concentrações urbanas em face da pouca disseminação de hábitos higiênicos que poderiam evitá-las.

A dissociação entre o local da produção e o local do consumo fez surgir a figura do comerciante de alimentos, passando estes a ser produzidos no que veio a se chamar "campo" ou "zona rural", em contraposição à área urbana. A desestruturação inicial desse novo sistema, onde as quantidades ofertadas eram menores do que as demandadas, teve como consequência a criação de solo fértil para a adulteração e a fraude de alimentos. Visando coibir essas práticas, as primeiras legislações governamentais foram elaboradas. Além disso, os produtores de alimentos dispunham de parcos recursos tecnológicos para preservar seu produto em boas condições e alcançar os consumidores, se considerado o tempo necessário para o novo percurso do campo à cidade.

TRÊS

O DESAFIO DE CONSERVAR ALIMENTOS

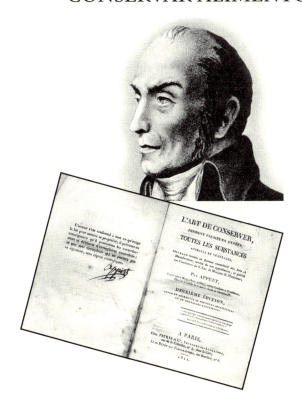

Nicolas Appert (c. 1750–1841), detalhe da gravura feita por H-L Cheffer para a nota de 12 francos, e a página de abertura de seu livro, publicado em Paris em 1810

A consequência mais marcante da Revolução Industrial foi o crescimento das áreas urbanas, atrelado à multiplicação das fábricas e das casas comerciais, principalmente no continente europeu e nos Estados Unidos. Assim, a preservação de alimentos que viabilizasse novos sistemas de distribuição foi o desafio tecnológico mais importante para manter o abastecimento adequado das cidades no início do século 19.

Preservar alimentos sempre foi um problema para o homem, desde a época pré-histórica, em razão da necessidade de manter em boas condições os excedentes de caça ou de produtos de coleta quando superiores à capacidade de consumo. Com a agricultura e a criação de animais, os excedentes aumentaram ainda mais. Além disso, a exploração agropecuária trouxe outra variável, desconhecida no tempo do nomadismo, mas que precisava ser levada em consideração. Com a fixação da tribo em determinada área, surge a percepção da existência de dois períodos distintos ao longo do ano: safra e entressafra.

As técnicas primitivas de preservação de alimentos foram desenvolvidas a partir da experiência e das necessidades criadas conforme as características de cada região. Nos primórdios da agricultura, entre a tundra gelada, pouco amistosa, e as áreas tropicais, infestadas de insetos e doenças, o homem sedentário tinha poucas terras aptas a produzir seus alimentos. Esse fato, aliado à sazonalidade, o levou a identificar a necessidade de preservar os excedentes, pois era vital que os estoques fossem suficientes para atravessar a entressafra até a chegada da colheita seguinte.

Inicialmente, não havendo conhecimento sobre as causas da decomposição dos alimentos, sua preservação era uma questão empírica. Os primeiros meios utilizados pelo homem para conservar alimentos foram a secagem, a defumação, a salga, a conserva em salmoura ou uma combinação desses métodos. A dessecação era feita por meios naturais, sendo o sol um coadjuvante vital nesse processo.

A maioria dos alimentos em seu estado natural se deteriora na razão direta do seu conteúdo de água, o que explica a maior resistência dos grãos, que estocados em silos, por exemplo, se conservam sem grandes problemas. Este recurso foi utilizado extensivamente por egípcios, que armazenavam seus cereais em valas e, com estes estoques, procuravam se proteger dos períodos menos favoráveis, quando as terras utilizadas para plantio não eram suficientemente fertilizadas pelas enchentes do Nilo. Os egípcios utilizavam para conservação de peixes e pequenas aves o processo de salga, mas os consumiam também crus, logo depois de salgados. Nesse sentido, os egípcios davam continuidade ao método já praticado na Mesopotâmia, onde o sal também chegou a ser utilizado na conservação de corpos humanos. A carne, embora consumida em pequena escala, era submetida ao processo de dessecação, como registram gravuras encontradas nas tumbas dos faraós e os relatos de Heródoto, o historiador grego.

Os romanos, além dessas técnicas, eram capazes de preservar grandes quantidades de alimentos – dentre os interessantes achados em Pompeia, estavam jarras contendo frutas preservadas no mel. Este produto tem uma concentração de açúcar tão elevada que impede o crescimento de micro-organismos que, normalmente, iriam levar as frutas a se deteriorar. Entretanto, não se sabe qual o papel desempenhado pelo mel e qual foi a influência da lava vulcânica que cobriu a cidade por causa da erupção do Vesúvio no ano 79 d.C.

Dois outros métodos utilizados para a preservação de alimentos percorrem toda a história: o uso da refrigeração natural propiciada pelo gelo, nas regiões frias e temperadas, e o uso da fermentação. Muito mais difícil era conservar os alimentos nas regiões quentes, onde a alta temperatura favorece a multiplicação de micro-organismos deteriorantes. Entretanto, descobriu-se que também existiam bactérias ou fungos que poderiam trabalhar no sentido contrário, ou seja, eles inibiam o crescimento de alguns micro-organismos, inclusive patogênicos e, com isso, acabavam por preservar alguns alimentos, ainda que modificando suas características físicas e organolépticas (cor, aroma e sabor).

Por serem desconhecidas as causas da deterioração, o método de tentativa e erro levou à perda de muitos alimentos. Somente com o crescimento das cidades, os alimentos passaram a ser conservados em maiores quantidades, mediante uso de diferentes técnicas. A comida passou a ser uma prioridade para a sociedade, o que determinou um desenvolvimento tecnológico mais intenso, tornado possível graças às contribuições da Revolução Industrial. As frutas, por exemplo, eram engarrafadas talvez antes do século 17, dando prosseguimento ao trabalho iniciado pelos romanos, que utilizavam o mel como meio para conservá-las. Entretanto, a dificuldade dos antigos engarrafadores de frutas era a falta de garrafas com gargalos largos, em razão da inexistência de tecnologia para fechá-las com a eficiência e a segurança exigidas. Assim, os gargalos estreitos das garrafas disponíveis impunham o engarrafamento apenas das frutas pequenas.

A conservação de frutas em garrafas, utilizando mel, água ou xarope, com alto teor de açúcar, disseminou-se na Europa ao longo do século 18, mas essencialmente como um processo doméstico. De toda forma, essa disseminação possibilitou um acúmulo de experiências que foram extremamente úteis para o desenvolvimento de técnicas de preservação de outros tipos de alimentos.

Os primeiros recipientes para acondicionar alimentos parecem ter sido feitos de pele de animais, depois superado pelo vidro que, utilizado na confecção de garrafas, se tornaria o material preferido. O vidro surgiu provavelmente na Mesopotâmia, cerca de 4.500 anos atrás, sendo dali levado para o Egito, onde vasos de vidro aparecem cerca de 1 mil anos mais tarde, durante o reinado do faraó da 18ª dinastia, Tutmósis III. O processo inicialmente utilizado pelos egípcios para produzir garrafas era complicado: eles produziam um bloco de vidro sólido e então, depois de esfriar, cavavam seu interior.

Próximo do início da era cristã, os fenícios aprenderam como soprar o vidro, utilizando para isso um tubo de ferro com cerca de um metro e meio de comprimento. Dessa forma, a boca do artesão, longe do material aquecido que iria se transformar no recipiente de vidro desejado, ficava protegida do excessivo calor natural naquela operação. Mesmo produzidas artesanalmente, as garrafas de vidro foram muito importantes nas primeiras tentativas de conservação de alimentos. O inventor da panela de pressão, Denis Papin, por exemplo, poderia também ter inventado, já em 1680, a técnica de conservação de alimentos por uso de altas temperaturas, se, ao aquecê-los dentro de vidros, tivesse tido o cuidado de fechá-los hermeticamente. Com isso, teria impedido sua contaminação, cuja causa continuava desconhecida. A etapa não cumprida por Papin atrasou em mais de 120 anos o desenvolvimento da técnica de esterilização de alimentos.

Mas, se os conhecimentos disponíveis até meados do século 19 não permitiam maior desenvolvimento tecnológico, isso não impediu, até por razões práticas, que várias técnicas de preservação dos alimentos fossem tentadas. Um dos grandes problemas das viagens marítimas, muito mais longas do que as decorrentes da navegação de cabotagem, era o suprimento de alimentos. Assim, os principais esforços foram feitos para atender a essas exigências. É o que indica um relato feito pelo capitão John Gabriel Stedman, escritor e respeitado comandante inglês a serviço da marinha holandesa. Narra ele que, para preservar a carne constante de seus suprimentos, a cozinhava dentro de uma lata, cobrindo-a com uma camada de gordura quente e, depois, mandando soldar sua tampa.

O mesmo método foi utilizado pelos holandeses para conservação do salmão. Entretanto, o processo, que utilizava uma caixa de estanho ao invés de uma lata, era mais sofisticado, porque aplicava uma combinação de salga, defumação e desidratação parcial, além da gordura quente adicionada antes de lacrar a caixa. Com todos esses tratamentos, dificilmente algum micro-organismo conseguiria sobreviver, o que garantia a preservação do salmão por vários meses.

Apesar da importância do método para o suprimento naval, os ingleses não se impressionaram com o processo que no futuro seria chamado de "enlatamento asséptico". As informações elogiosas aos produtos holandeses constantes do diário do capitão Stedman, publicado em Londres, não os impressionaram. Ao contrário, ao experimentar produtos enlatados, como carne de vaca, de porco, de carneiro e de frango, os ingleses os consideraram inferiores aos tratados pelo tradicional processo de salga.

Os ingleses também deram sua contribuição ao desenvolvimento das técnicas de preservação de alimentos. Em 1807, Thomas Saddington conseguiu preservar frutas mediante tratamento térmico, que até então era utilizado em larga escala nesses processos, porém sem adição de açúcar. Saddington promoveu importante avanço no método de engarrafamento de frutas anteriormente utilizado ao adotar cuidadoso controle da temperatura e do fechamento dos vidros, o que dispensava o uso do açúcar. A novidade é que ele foi além das preocupações tecnológicas, fornecendo detalhes sobre custos e cálculos sobre os lucros que poderiam ser obtidos da venda do produto, a preços razoáveis, no mercado de Londres. Saddington desenvolveu, posteriormente, um sistema industrial incipiente, com suprimento de água quente por um cano a partir de um reservatório, quando então muitas centenas de garrafas poderiam ser processadas em tempo curto. Esse sistema chegou a funcionar em pequena escala, mas não se transformou em sucesso comercial por obra de um novo personagem e de um país então inimigo.

Um confeiteiro entra em cena

Em 1809, o inglês Saddington, ao contrário de seu conterrâneo Wellington, que venceu Napoleão em Waterloo, perdeu a batalha para um francês que, provavelmente, teria sido recompensado por Napoleão. Seu nome, que se tornaria mundialmente famoso, era Nicolas Appert, um simples confeiteiro que desenvolveu outro processo de conservação para vários tipos de alimentos. Não se sabe ao certo de que fonte se nutriu Appert e se teve acesso às informações sobre as experiências de Denis Papin. Sem tampouco dominar conhecimentos de microbiologia, ciência ainda em formação, Appert deve ter começado a se envolver em questões práticas da conservação de matérias-primas e produtos altamente perecíveis ao instalar sua confeitaria em Paris, em 1790, um ano após a eclosão da Revolução Francesa. Pelo menos é o que deduzem os historiadores.

Depois de 15 anos no negócio de doces, quando a revolução já havia se exaurido, com a quase totalidade dos líderes guilhotinados, Appert resolveu mudar de vida. Passou a concentrar suas energias num novo processo para preservação de todos os tipos de alimento: carnes, vegetais, sopas, leite etc. Sua falta de conhecimentos teóricos foi superada pelos cuidados que demonstrou em seus trabalhos experimentais.

Estes o levaram ao desenvolvimento do processo industrial de preservação dos alimentos via tratamento térmico da esterilização, base da moderna indústria de alimentos.

Durante sete anos, Appert trabalhou duro em seus experimentos, para só então submeter os produtos preservados através de seu método à marinha francesa, carente de alimentos que não se deteriorassem em suas longas jornadas oceânicas. Em 1803, o ministro da Marinha recebeu em Paris um relatório sobre tais alimentos com informações altamente elogiosas, pois os marinheiros, ao saboreá-los disseram que tinham o frescor e o sabor dos vegetais recém-colhidos. Essa era uma reação inusitada, mas até natural para quem, ao longo das viagens, estava acostumado a comer apenas carne salgada e biscoito.

Mesmo a sofisticada cozinha francesa aplaudiu os alimentos produzidos pelo método Appert, que utilizava recipientes de vidro e consistia, na prática, no uso de banho-maria (método utilizado para aquecer lenta e uniformemente qualquer substância líquida ou sólida num recipiente, submergindo-o noutro, com água quente). Eram bem simples suas instruções de como adotá-lo:

1. introduzir nas garrafas o alimento a ser preservado;
2. arrolhar as garrafas com extremo cuidado, pois o sucesso do processo depende principalmente dessa operação;
3. submeter o alimento engarrafado à ação da fervura em banho-maria, por maior ou menor tempo, conforme sua natureza e da maneira indicada para cada tipo;
4. retirar as garrafas do banho-maria no tempo prescrito.

Appert tinha extremo cuidado com a higiene em todo o processamento, o que explica também a excelência de seus produtos. O fato é que, em janeiro de 1810, Nicolas Appert recebeu do governo francês um prêmio de 12.000 francos pela sua invenção. Há controvérsias se esse prêmio teria sido aquele que foi estabelecido pelo general Napoleão Bonaparte, em 1794, para quem inventasse um método para preservar alimentos, ou se, já coroado imperador, ele concedeu o benefício a Appert para motivá-lo a continuar seus experimentos ou tornar públicas suas descobertas. Com a França envolvida em guerras naquela época, era sabido que os exércitos napoleônicos se ressentiam de um suprimento adequado de alimentos, sujeitando-se ao consumo de carne podre e outros itens de baixa qualidade. Nesse sentido, os alimentos produzidos pelo método Appert se constituíram numa importante solução para suprimento dos soldados franceses no campo de batalha – exatamente o que havia pretendido o jovem general Napoleão ao estabelecer aquele prêmio.

Ironicamente, mesmo podendo dispor da invenção de Appert, para alimentar seu exército, Napoleão não tirou vantagem disso na sua campanha da Rússia, em 1812, que terminou no mais completo fracasso. O principal problema de Napoleão continuou a ser de suprimentos, mas, no caso, para seus numerosos cavalos, pois faltou forragem para alimentá-los, assim como aos alemães faltou combustível para suas máquinas e tanques no mesmo teatro de operações na Segunda Guerra. Para aquela desastrada campanha, se Napoleão tivesse que premiar alguma invenção, certamente teria escolhido alguém que desenvolvesse um aquecedor, dado o número incalculável de soldados que sucumbiram ao frio rigoroso, chamado pelos russos de "General Inverno".

O método de Nicolas Appert veio a público, em junho de 1810, com seu livro *A arte de conservar, por vários anos, todas as substâncias vegetais e animais*, tornando-se um instantâneo sucesso internacional. No mesmo ano, os alemães o publicaram e, no ano seguinte, o livro estava disponível na Inglaterra e na Suécia. Em 1812, foi lançado nos Estados Unidos. Mesmo revelando seus segredos, Appert continuou sendo o principal produtor de alimentos em conserva, não somente pelo fato de ter sido o pioneiro, mas, principalmente, pela reconhecida qualidade de seus produtos. Os cuidados excessivos com seu processo levaram Appert a produzir suas próprias rolhas, reconhecidamente um dos itens mais importantes para o sucesso da fabricação. Embora não tenha prosperado no segmento de laticínios, Appert desenvolveu um leite em tablete através da secagem da matéria-prima pelo ar.

Curiosamente, dois anos antes da publicação de Appert, nascia Luís Napoleão Bonaparte, que viria a ser presidente eleito da França em 1848 e imperador em 1852, com o título de Napoleão III. Sobrinho de Napoleão Bonaparte – parentesco que exames de DNA colocaram em xeque –, também teve participação no desenvolvimento da conservação de alimentos ao pedir ajuda ao cientista Louis Pasteur, na segunda metade do século 19, para solucionar uma crise da indústria vinícola, devida à deterioração de grandes quantidades do mais famoso produto francês. Sobrinho ou não, Luís Bonaparte tinha a mesma índole golpista, pondo fim a sua carreira política ao perder a fugaz Guerra Franco-Prussiana (1870-1871).

Apenas três meses depois da publicação do livro de Nicolas Appert na França, o inglês Peter Durand obtinha em Londres a patente da invenção do método de preservação de alimentos de origem animal ou vegetal e outros alimentos perecíveis, por um longo tempo, evitando qualquer tipo de deterioração. Apesar de admitir que a invenção teria sido transmitida a ele por "um certo estrangeiro", Durand não fez qualquer referência às descobertas de Appert. Entretanto, a descrição do processo de Durand continha detalhes quase idênticos àqueles constantes do livro do confeiteiro de Paris. Isso foi possível, sem qualquer problema, pois o experiente Appert nunca patenteou qualquer aspecto de seu processo, acreditando que sua principal proteção era sua superioridade tecnológica.

Não se pode negar a Durand, no entanto, a ampliação do processo francês ao incluir a lata na sua lista de possíveis recipientes para embalar os alimentos tratados termicamente. Mas se ele foi esperto, no caso da patente do processo de preservação, provavelmente se esqueceu de patentear a lata, o que possibilitou que muitos fabricantes utilizassem livremente esse recipiente na Inglaterra, onde tal processo teve inúmeros aperfeiçoamentos. De toda forma, as frutas continuaram a ser embaladas em vidro, pela sua transparência e em razão de sua acidez corroer as latas. Logo passou a existir uma demanda por latas maiores, algo em torno de 8-10 quilos, com durabilidade de 12 meses. Mas a ampliação continuada do tamanho das latas acabou trazendo problemas, porque o produto que ficava no centro delas não recebia a temperatura correta pelo tempo necessário para matar todos os micro-organismos. Em 1850, num depósito de suprimento da marinha inglesa, uma grande quantidade de carne em latas maiores foi condenada e descartada, pois o produto estava impróprio para o consumo.

As causas da putrefação da carne ou da deterioração de outros produtos enlatados, mesmo após o sucesso do tratamento térmico de esterilização, continuavam desconhecidas, surgindo então as controvérsias. A propósito da deterioração dos alimentos, uma polêmica desastrosa acabou opondo Nicolas Appert a um célebre cientista chamado Louis-Joseph Gay-Lussac, que era professor da Escola Politécnica de Paris e membro de várias sociedades científicas francesas. Gay-Lussac defendia que a causa da fermentação e da putrefação dos alimentos era o oxigênio do ar. Dessa forma, o desafio tecnológico das fábricas de conservas era como eliminar o ar dos recipientes em que eram conservados os alimentos. O prejuízo causado por Gay-Lussac ao desenvolvimento tecnológico posterior é que os pesquisadores se empenharam em criar sistemas mais eficientes para expulsar o ar dos recipientes, em vez de tentar descobrir uma forma de destruir totalmente os fermentos, caminho apontado por Appert.

O apoio a Gay-Lussac, dado em 1821 pela Sociedade de Encorajamento à Indústria Nacional, em Paris, só piorou a posição do confeiteiro, considerado então um desastrado diletante, imagem que só veio a ser alterada após as descobertas de Louis Pasteur. O fato de ter sido momentaneamente derrotado na polêmica não impediu que o incansável e cuidadoso Nicolas Appert prosseguisse em sua atividade industrial até

1833. Como outras indústrias já haviam feito, ele acabou por substituir a garrafa pela lata de folha de flandres, utilizando uma autoclave primitiva para aquecê-las a mais de 100° C.

Um dos produtos passíveis de serem engarrafados e submetidos ao processo de esterilização era o leite de consumo. Há poucas referências históricas a esse produto e mesmo que Appert não o tenha deixado de fora de seus experimentos, o leite esterilizado não teve o sucesso comercial alcançado por outros alimentos submetidos ao seu método.

Uma ideia nascida em alto-mar

As precárias condições nutricionais das crianças que emigravam da Europa para os Estados Unidos, que nada tinham para comer nos navios além de carne salgada e biscoito mofado, deixaram Gail Borden, um empreendedor que estava a bordo de um deles, extremamente chocado. Enquanto elas adoeciam, o melhor leite das vacas mantidas no porão da embarcação servia apenas às mesas luxuosas dos passageiros da primeira classe.

Tal como o confeiteiro francês Nicolas Appert, o americano Borden era um inventor sem conhecimentos teóricos, cuja escolaridade não passava de dois anos. Em 1851, Borden estava naquele navio voltando de Londres onde fora receber uma medalha de ouro por ter inventado um biscoito de carne concentrada. O triste episódio das crianças motivou Borden a voltar seus esforços ao desenvolvimento de um processo para concentração de leite, de forma a tornar o produto adequado para ser consumido em condições especiais, como era o caso das viagens em alto-mar. Afinal, para quem já havia desidratado carne, a tarefa não parecia impossível, embora muita gente achasse aquilo ridículo.

Enfrentando o ceticismo alheio, Borden trabalhou na sua ideia com determinação e, dois anos depois, tentou patentear nos Estados Unidos um processo de concentração de leite. Mesmo sem saber da existência dos micro-organismos causadores da deterioração, Gail Borden percebeu que o calor e a concentração não melhoravam a qualidade do leite produzido sem higiene. Cuidados na propriedade leiteira eram extremamente importantes na qualidade do produto final. Não é fortuito, portanto, que ao fundar sua empresa, Borden dedicasse especial atenção à pureza do leite a ser aplicado em seus produtos. Borden demonstrou consciência daquilo que deveria ser inquestionável na indústria de alimentos: todo o processo tecnológico pode, na melhor das hipóteses, manter a qualidade da matéria-prima que nele é utilizada, mas jamais irá melhorá-la. Além da perda natural de nutrientes, que é inerente ao processo, se não receber os cuidados necessários, o produto acabado será provavelmente bem inferior à qualidade dos insumos.

A tentativa de Borden de patentear seu processo não teve êxito porque o Escritório de Patentes entendeu que o sistema de retirada da água do leite a vácuo era estranho e inútil. Somente em 1856, após a investigação de eminentes cientistas, é que Gail Borden conseguiu obter sua patente, quando já se haviam passado três anos de seu pedido. Numa fábrica localizada em Wolcottville, no estado de Connecticut, Borden iniciou a manufatura do leite condensado em escala comercial, tornando-se um dos pioneiros da indústria de laticínios.

Outros inventores antecederam Borden na mesma ideia, mas não chegaram a ter seu sucesso comercial. Samuel J. Cumbine e James A. Tobey fazem o seguinte registro sobre seus precursores: "Já em 1811, Nicolas Appert produziu leite em tabletes e mais tarde fez experimentos em métodos para concentração de leite e sua preservação através de calor. De Heine recebeu uma patente inglesa, em 1810, para seu método de aquecer o leite em vasilhames abertos, preservando-o pela adição de açúcar. O francês Malbec concentrou leite com açúcar em 1826, e o americano William Underwood preparou leite com açúcar, engarrafando-o em 1828. A panela a vácuo foi inventada por Edward Charles Howard, na Inglaterra, que a patenteou em 1813, mas foi o inglês Wm. Newton que a adaptou para uso em leite, desenvolvendo um processo que lhe garantiu uma patente inglesa em 1835. O francês Marin de Lignac recebeu também uma patente inglesa, em 1847, para um processo de evaporação de leite e sua preservação em açúcar. Mas foram Grunaud e Galais que comercializaram leite, em garrafas, após ter sido condensado numa concentração de 4 para 1, a uma temperatura não maior do que 30 ºC."

Como a maioria dos cientistas e inventores, Borden não era exatamente um bom negociante e, assim, viu seus negócios naufragarem em meio à crise financeira, quando sua segunda fábrica, localizada em Burrville, também em Litchfield County, Connecticut, faliu. Numa nova viagem, desta vez a bordo de um trem para Nova York, Borden conhece Jeremiah Milbank, um financista de Wall Street, a quem revelou seu desconsolo pelo insucesso de seus empreendimentos. Impressionado com o entusiasmo e a honestidade daquele companheiro de viagem, bem como com o interessante produto sobre o qual lhe falara, o financista decidiu apoiá-lo. Em 1858, Jeremiah Milbank associou-se a Gail Borden para explorar a comércio de leite concentrado, formando a New York Condensed Milk Company. Com um entreposto aberto em Nova York, passaram a vender o produto de porta em porta. Usavam como argumento que seu produto era o único leite já concentrado sem mistura de açúcar ou qualquer outra substância, permanecendo facilmente solúvel em água. Simplesmente o Leite Fresco do Campo do qual quase toda a água é evaporada, sem que nada lhe seja adicionado.

O próximo passo da New York Condensed Milk Company (NYCC) foi abrir uma fábrica mais moderna para atingir maior escala em Wassaic, Duchess County, Nova York, em 1860. No ano seguinte, eclodiu a Guerra Civil Americana, que contrapôs os estados do Sul do país aos do Norte, região onde estava instalada a unidade industrial da NYCC. Imediatamente, o governo federal requisitou toda a produção de leite concentrado para uso do exército. A guerra civil americana fez muitas vítimas, mas contribuiu para a consolidação daquela empresa. Para ajudar ainda mais a disseminação do produto, os soldados das forças federais aprenderam rapidamente a tomar aquele leite e, ao final da guerra, muitos levaram algumas latas como souvenir para suas famílias.

Na Europa, o pioneiro na indústria de leite condensado foi John B. Meyenberg, que trabalhou numa fábrica da Anglo-Swiss Condensed Milk Company, em Cham, na Suíça. Foi lá que Meyenberg vislumbrou a possibilidade de desenvolver um processo para preservar o leite concentrado por um tempo maior, sem a adição de açúcar. Trabalhando em seu projeto, após vários experimentos entre 1880 e 1883, ele conseguiu um produto satisfatório, por meio da esterilização do leite condensado aquecido sob pressão. Entretanto, o produto sem açúcar não despertou interesse dos irmãos americanos Charles A. e George H. Page, fundadores e donos da Anglo-Swiss, que comercializava o leite condensado adoçado. Com isso, Meyenberg foi para os Estados Unidos, onde, em 1884, conseguiu obter a patente para seu processo.

Em 1885, Meyenberg instalou em Highland, Illinois, sua fábrica de leite condensado sem açúcar, hermeticamente fechado em latas, que veio a ser chamado de leite evaporado. Era propriedade da empresa Helvetia Milk Condensing Company, que ele constituiu com outros sócios. Inicialmente, o leite concentrado, em razão do alto teor de gordura resultante da concentração, era chamado de "creme evaporado". Entretanto, em 1906, um ato do governo americano oficializou a designação "leite evaporado", que passou a ser usada correntemente. Como se vê, desde seus primórdios, a indústria de laticínios se defrontou com o problema de estabelecer corretamente a designação comercial para os produtos que iam surgindo.

Enquanto nos Estados Unidos se iniciava a Guerra Civil, na Europa, começava sua carreira Henri Nestlé, um nome que viria a se transformar na razão social da maior empresa de alimentos do século 20 e maior produtora de leite condensado. Após 18 anos morando em Vevey, na Suíça, o alemão

Nestlé passou a trabalhar, em 1861, na empresa química operada por Christophe Guillaume Keppel, assumindo seu controle quando este se aposentou, em 1866. Foi quando Nestlé desenvolveu seu primeiro produto alimentício para crianças, combinando farináceos e leite, para ser usado pelas mães com dificuldades de aleitamento, lançando a nova fórmula sob seu próprio nome. A farinha láctea Nestlé teve impressionante aceitação, tornando-se um sucesso comercial que se estendeu ao mundo todo.

O final do século 19 foi marcado pela intensificação da concorrência entre a Anglo-Swiss Condensed Milk e a Nestlé, quando a primeira lançou-se no mercado de alimentos infantis a base de cereais. A Nestlé revidou, passando a produzir leite condensado, principal produto da Anglo-Swiss, e, em 1904, no início de um grande processo de diversificação, entrou no mercado de chocolates. A briga entre as duas grandes do leite condensado e dos alimentos infantis durou até 1905, quando se fundiram numa única companhia – a Nestlé and Anglo-Swiss Condensed Milk Company. Henry Nestlé se retirou do negócio, mas não sem antes se assegurar de que seu nome seria mantido sempre na empresa e nos produtos que viessem a ser comercializados.

Entretanto, em 1902, a Anglo-Swiss Condensed Milk Company já tinha vendido todas as suas fábricas e operações americanas para a Borden's Condensed Milk Company, sucessora da NYCC. Este fato veio dificultar o crescimento da Nestlé and Anglo-Swiss no mercado de laticínios americano. E isso justamente a partir do momento em que ele iria registrar seu maior progresso. A empresa não conseguiu uma presença mais marcante no mercado de lácteos dos Estados Unidos, persistindo essa situação até o final do século.

O leite evaporado foi o primeiro leite de consumo tratado termicamente e comercializado em larga escala nos Estados Unidos e em alguns países da Europa. Mas do primeiro leite condensado de Gail Borden, de 1856, ao leite evaporado de Meyenberg, de 1885, a ciência tinha evoluído o suficiente para tornar o processo mais eficaz e seguro. Neste período, tinham vindo à luz as descobertas de Louis Pasteur, provando a existência dos micro-organismos e seu papel na deterioração dos alimentos. O resultado foi a criação de um novo processo térmico – a pasteurização –, que passaria a ser usado em larga escala pelas indústrias de vinho, cerveja e, principalmente, leite.

Os maiores desenvolvimentos tecnológicos na preservação de alimentos, especialmente do leite de consumo, viriam a ocorrer depois dos trabalhos de Pasteur. A partir de então, criaram-se as condições para a aplicação de métodos com base na ciência, capazes de evitar a deterioração dos alimentos. Foi superada, assim, a época em que as teorias mais absurdas acabavam aceitas pela falta de argumentos sólidos em contrário – caso da teoria da geração espontânea.

QUATRO

A ERA DAS INDÚSTRIAS EMERGENTES

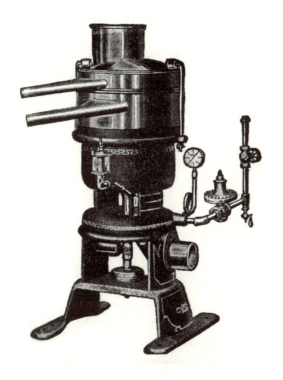

Equipamento para separar o creme contido no leite (1917)

O desenvolvimento mais expressivo e a maior expansão da indústria de laticínios, especialmente do segmento de leite de consumo, teve lugar no século 20, embora as descobertas e invenções que possibilitaram tal desempenho fossem engendradas em maioria no século anterior. Um século que nasceu sob a égide de Napoleão Bonaparte e se encerrou com o triunfo obtido pelo prussiano Otto von Bismarck, principais artífices na construção dos dois países que continuariam a se defrontar ao longo do século seguinte. Mesmo que a nação mais poderosa do mundo, durante todo o século 19 e início do seguinte, tenha sido a Grã-Bretanha.

Além de ter consolidado a Revolução Industrial liderada pela Inglaterra, o século 19 foi pródigo no desenvolvimento de tecnologias que iriam habilitar o setor de laticínios a atender às demandas dos grandes aglomerados urbanos que surgiriam no século seguinte, com produtos seguros, diversificados e de alta qualidade. Foi o século de Karl Marx, Charles Darwin, Nicolas Appert e Louis Pasteur, cujas ideias, teorias e práticas revolucionaram o mundo. Nele nasceram as tecnologias de desnate e concentração do leite, a pasteurização e a refrigeração mecânica. Nele foram desenvolvidos os testes para aferir o teor de gordura do leite, os esforços para melhoria do rebanho leiteiro, a elevação da qualidade do produto e o controle sanitário, visando reduzir os riscos à saúde da população.

O principal avanço na infraestrutura, que permitiu a disseminação do progresso para regiões de difícil acesso foi o trem, pois as estradas de ferro substituíram o demorado e precário transporte rodoviário, bem como o limitado meio fluvial. Colocar o motor a vapor sobre trilhos foi uma ideia que teve curso a partir de 1808, mas foram necessários alguns anos mais para que ela se firmasse. Depois, rapidamente, as ferrovias cortaram de ponta a ponta as principais nações europeias, começando pela Inglaterra e alcançando a vastidão dos Estados Unidos. Possibilitando o transporte rápido de mercadorias, inclusive do leite, em grande escala e a custos reduzidos, as estradas de ferro promoveram uma intensificação sem precedentes no comércio. Em razão delas, muitas cidades nasceram e outras puderam crescer com seus problemas de suprimentos minimizados.

Em 1825, o inglês George Stephenson, engenheiro e principal inventor da locomotiva, fazia a primeira viagem de passageiros utilizando a ferrovia como meio de transporte, de Darlington a Stockton, numa velocidade média de 24 quilômetros por hora. Em 1830, Liverpool estava ligada a Manchester com um serviço de oito locomotivas, e em 1838 o país já contava com 800 quilômetros de trilhos, embora o grande crescimento ainda estivesse por acontecer. Pois 17 anos depois, em 1855, a Inglaterra dispunha de 13.000 quilômetros de ferrovias ligando suas principais cidades.

As ferrovias, as fábricas e a mecanização das indústrias inglesas fariam escola, e os Estados Unidos foram o país que aprendeu logo as lições vindas do outro continente, muitas vezes através da importação de engenheiros e técnicos, tornando possível reduzir rapidamente seu atraso em relação à Grã-Bretanha. As ferrovias se espalharam com impressionante rapidez pelos Estados Unidos na esteira do desenvolvimento industrial da costa leste, onde as fábricas se multiplicavam. O resultado do arrojo americano é que, em 1840, os Estados Unidos tinham pouco mais de 3.000 quilômetros de trilhos colocados, mas, vinte anos depois, em 1860, já podiam contar com mais de 45.000 quilômetros de estradas de ferro. Estas seriam largamente utilizadas no transporte de soldados durante a Guerra Civil, iniciada no ano seguinte.

Em uma publicação de 1938, o presidente Franklin D. Roosevelt fez duras críticas ao processo de construção das ferrovias americanas, mas sem deixar de defender a livre iniciativa e os resultados positivos que dela advêm ao escrever: "Os financistas que empurravam as estradas de ferro para o Pacífico foram sempre desapiedados, esbanjadores e frequentemente corruptos, mas construíram mesmo as estradas de ferro e hoje as temos. Tem-se estimado que o investidor americano pagou pelo sistema ferroviário americano mais do que o triplo no processo, mas, a despeito disso, os benefícios da rede ficaram para os Estados Unidos. Na medida em que a população estava crescendo 'aos trancos e barrancos', na medida em que nossas instalações industriais eram insuficientes para suprir nossas próprias necessidades, a sociedade escolheu dar ao homem ambicioso liberdade de ação e recompensa ilimitada, contanto que produzisse a instalação econômica de tanto quanto fosse desejado." (Lynn H. Peters).

O transporte de leite seria favorecido pelo crescimento das estradas de ferro, como conta Alan Jenkins sobre a sua situação, na Inglaterra do século 19: "Por volta de 1840, os produtores de Manchester transportavam parte de seu leite utilizando o trem de Cheshire, mas a ideia era tida como uma medida emergencial, e não foi adotada de maneira generalizada. Registros da Great Western Railway mostram que, em janeiro de 1865, só esta ferrovia tinha transportado cerca de 9.000 galões (34.000 litros) de leite. Em janeiro de 1866, esse número alcançou 144.000 galões (cerca de meio milhão de litros); mas, por volta de 1880, Peddington, Marylebone, Euston e Clapham Junction eram as maiores plataformas de comércio de leite da metrópole. Desde então, o transporte de leite por ferrovias aumentou fortemente até 1900, quando a Great Western Railway, sozinha, transportava 25 milhões de galões por ano, das 50 mil vacas produtoras da região oeste do país".

Nos Estados Unidos, já em 1838, a cidade de Boston recebia leite cru em latões, oriundo de Worcester, transportado por ferrovias. Quatro anos depois, era a vez de Nova York receber leite da região de Chester, através da estrada de ferro Nova York–Erie.

Os primeiros latões de leite eram transportados como bagagens regulares, em carros suplementares dos trens de passageiros. Posteriormente, a importância do produto cresceu, e vagões inteiros passaram a ser usados para levar o leite da zona de produção para as cidades – depois, vieram os trens especiais destinados a esse transporte. Mas foi só em 1881 que, apesar de ter sido inventada no segundo quartel do século 19, a refrigeração mecânica passou a ser usada. Usavam-se vagões refrigerados com gelo, garantindo melhor conservação e qualidade do leite.

Antes que sistemas artificiais de refrigeração fossem criados, era a natureza a fonte de refrigeração usada por gregos e romanos na conservação de alimentos. Estes eram refrigerados com gelo transportado das montanhas, que era armazenado em valas forradas com madeira e palha e possibilitavam a conservação do gelo e dos alimentos durante meses. Na Índia e no Egito, o gelo era obtido por um meio mais sofisticado. Bandejas rasas com água eram expostas às frias noites tropicais, características daquelas regiões. Mesmo que a temperatura não atingisse níveis para o congelamento, a rápida evaporação promovia a formação de gelo naquelas bandejas.

Foi em 1748 que o médico Willian Cullen, da Universidade de Glasgow, Escócia, fez o primeiro experimento em refrigeração artificial, fervendo éter etílico em uma câmara de vácuo parcial. Em 1805, Oliver Evans, inventor americano, desenhou a primeira máquina de refrigeração utilizando vapor ao invés de líquido. Entretanto, nem Cullen nem Evans viveram para ver suas ideias serem utilizadas na prática. Num período de 15 anos, iniciado em 1834, muitos esforços foram feitos na busca de um processo de refrigeração que tivesse aplicação prática, o que aconteceria apenas em 1849, quando o médico americano John Gorrie construiu uma máquina de refrigeração similar à concebida por Evans.

Nos anos 1850, várias patentes para produção de frio e manufatura de gelo, tanto pela expansão de ar comprimido como pela evaporação de líquidos voláteis, foram concedidas – uma após a outra. Provavelmente, foi James Harrison que conseguiu, construindo a primeira planta para produção de frio a ser aplicado num processo de manufatura em uma fábrica de parafina. Natural da Escócia, Harrison emigrou para a Austrália em 1837. Seu primeiro empreendimento naquele país foi a construção de uma fábrica de gelo em Rodney Point, Victoria. Em 1851, ele instalou uma máquina de gelo em uma fábrica de cerveja, em Bendigo, no mesmo estado, que se tornou um modelo para as máquinas que viriam a ser produzidas em todo o mundo. Posteriormente, Harrison dedicou-se ao congelamento de carnes de vários tipos e, para divulgar seu trabalho, promoveu em 1873, em Melbourne, um banquete público em que foram consumidos carne, frango e peixe congelados seis meses antes.

O congelamento de carne passou a ser utilizado em larga escala nos anos seguintes, mas mostrou-se adequado apenas para o transporte terrestre, uma vez que algumas experiências feitas no transporte marítimo não tinham sido bem-sucedidas. Os problemas só foram solucionados quando o éter comprimido foi substituído pela amônia nos equipamentos de refrigeração, o que era conhecido havia algum tempo. O uso da amônia em refrigeradores foi introduzido por Ferdinand Carré, inventor francês que utilizou o produto pela primeira vez em 1859, substituindo a água empregada por ele em um aparelho no ano anterior. Entretanto, a amônia tinha muitos inconvenientes por ser uma substância corrosiva e venenosa, ficando seu uso limitado às indústrias. Foram necessários mais três quartos de século até que os refrigeradores se tornassem aparelhos domésticos de uso universal.

De 1850 a 1880, o desenvolvimento dos transportes verificado no mundo todo pela implantação das ferrovias e pela ampliação do uso de navios a vapor, foi seguido por um grande crescimento do comércio internacional de produtos lácteos, especialmente após 1875, quando a refrigeração passou a ser eficazmente utilizada nos novos meios de transporte. Para a Austrália e a Nova Zelândia, por exemplo, a refrigeração era muito importante na conservação da manteiga que desde aquela época já era exportada para vários países.

A manteiga foi um dos principais produtos no início da industrialização do leite, sendo responsável em muitos países pela implantação das primeiras fábricas de laticínios, só perdendo em importância para o queijo. Dessa forma, a invenção das máquinas separadoras do creme contido no leite foi um avanço extraordinário para o setor.

A técnica mais antiga de separação da gordura do leite, utilizada rotineiramente pelos produtores na própria fazenda, era a da obtenção do creme através da gravidade. Ao deixar o leite parado no recipiente, após a ordenha, os produtores observaram que a maior parte da matéria gorda tendia a subir, permanecendo na superfície. Existiam dois métodos para a separação da gordura por gravidade. O primeiro consistia em, após a ordenha, manter o leite num recipiente raso, a temperatura moderada, durante 24 ou 36 horas – esse era o tempo necessário para coagular o leite desnatado abaixo da linha de creme. Todavia, esse creme era utilizado apenas para produção de manteiga, não podendo ser consumido diretamente, pois não era possível o controle da fermentação do leite.

Da fazenda para a indústria, o separador de creme passou por longo processo de sucessivos aperfeiçoamentos, que contou com a contribuição de vários cientistas e inventores, de diferentes nacionalidades, durante quase 20 anos. Somente no final da década de 1870 seria criado o separador de creme de operação contínua, quase simultaneamente, por engenheiros que se dedicavam ao assunto na Suécia, na Dinamarca e na Alemanha. O primeiro separador contínuo foi desenvolvido pelo dinamarquês L.C. Nielsen, de Roskilde, e posto para funcionar em uma fábrica de Copenhague em 1878. A grande vantagem desse equipamento era sua rapidez, pois o tempo de processamento de um lote de creme foi reduzido das doze horas usuais para uma hora.

Um ano antes, em 1877, um jovem engenheiro sueco, Gustaf Patrick de Laval, que havia inventado a turbina, estava trabalhando numa grande fábrica na Alemanha. Ao aplicar a ideia da centrifugação à separação de substâncias do metal, concluiu que o mesmo processo poderia ser interessante para a separação do creme do leite. Mas os dirigentes alemães da fábrica não se entusiasmaram com a ideia, o que levou Laval a retornar à Suécia.

Mal sabiam aqueles dirigentes que estavam perdendo uma grande oportunidade de negócio. Laval, seguro da utilidade de sua ideia, desenvolveu rapidamente um separador de creme de operação contínua. Com muitos aperfeiçoamentos posteriores, operando já a partir de 1878, o equipamento se tornaria um sucesso mundial. No ano seguinte, ironicamente, uma fábrica de laticínios alemã localizada em Hamm, nas proximidades de Hamburgo, já operava uma máquina produzida por Laval.

Os separadores de Laval eram superiores aos demais desenvolvidos até então, pela simplicidade de ajustes, facilidade de operação e ausência de distúrbios durante o processo. Mas era apenas o começo, pois, em 1886, Laval inventou uma turbina a vapor que, adaptada ao separador de creme, conseguiu simplificar ainda mais a operação mecânica. Ele introduziu também o uso de discos fixos (Alfa) no interior do separador de creme. Assim, as primeiras máquinas com eles equipadas passaram a ser conhecidas como Alfa Laval, que se tornou o nome da empresa e a marca de seus equipamentos.

O separador de creme de operação contínua, algumas vezes chamado de centrífuga, foi introduzido nos Estados Unidos entre 1885 e 1890. Desde então, várias fábricas de centrífugas foram criadas naquele país para atender à crescente demanda por esse tipo de equipamento. O separador contínuo foi um incentivo à multiplicação das chamadas "cremarias" – plantas dedicadas ao processamento do creme, que possibilitaram o largo incremento da fabricação de manteiga. A atividade – até então desenvolvida na própria fazenda leiteira, com gordura de qualidade inferior e perdas maiores – passa a ser realizada nas cremarias, agora equipadas com separadores contínuos. Os produtores, então, enviavam o leite integral a elas para que fizessem o desnate.

A produção de manteiga nas próprias fazendas atingiu seu apogeu em 1899, passando a declinar a partir de então. Ainda assim, em 1925, 30% de toda a manteiga produzida nos Estados Unidos ainda era fabricada nas próprias fazendas. Isso porque os separadores manuais para uso nas fazendas retardaram a transferência da produção de manteiga para as cremarias, já que a fácil obtenção da gordura os motivou a continuar na atividade. Essa situação só mudou em razão do grande desenvolvimento registrado pela indústria de laticínios americana durante o século 20.

Um passeio pela Europa mostra como se comportaram os principais produtores de leite daquele continente. Na Inglaterra, o mais importante país industrializado e com o qual os Estados Unidos vinham estabelecendo uma acirrada competição, a indústria de laticínios teve desenvolvimento diferente do americano. Como já registrado, as ferrovias permitiram, por volta de 1885, que o leite de consumo fosse entregue aos consumidores de Londres poucas horas depois da ordenha, tanto no período da manhã como no final da tarde. São famosas as imagens com garrafas de leite nas portas das casas inglesas esperando para ser recolhidas. Em outras cidades maiores, ocorria o mesmo, devido à ação de associações e cooperativas de distribuição que surgiram na Inglaterra naquela época. Estas não só supriam regularmente as cidades, como evitavam pressões de baixa nos preços, pois, quando havia superprodução de leite, o excedente era desviado para fabricação de manteiga e queijo. Assim, o comércio de leite para consumo direto era mais lucrativo que o de manteiga e queijo. Por isso, a fabricação em escala industrial desses produtos na Inglaterra cresceu mais lentamente do que nos Estados Unidos, onde as cremarias dominaram.

No período de 1880-1885, que acabou conhecido como "5 anos de opressão", a Inglaterra passou a sofrer intensa competição dos Estados Unidos, de onde ela importava cereais, principalmente milho, que era mais barato do que o produzido internamente. As fazendas que produziam apenas milho tiveram desempenho muito ruim em razão da competição americana. As que produziam milho e leite não foram tão mal, graças aos resultados do leite. Naturalmente, as que produziam apenas leite tiveram grandes lucros, o que levou muitos fazendeiros a se interessar e investir nesse produto, abandonando culturas em que o país não tinha vantagens competitivas.

Na Escandinávia, mais precisamente na Dinamarca, país que também inventou o separador contínuo de creme, como já visto, o desenvolvimento do setor de laticínios se voltou mais para a exportação. Também nesse país, após 1870, a competição americana passou a ser sentida mais fortemente na área de grãos e carne. Como o gado nativo tinha aptidão leiteira e não havia muitas oportunidades de trabalho fora da economia rural, a produção de leite atraiu muita gente e logo se desenvolveu. Por outro lado, sua posição geográfica privilegiada, pela proximidade com dois grandes mercados – Inglaterra e Alemanha – facilitava suas exportações de produtos lácteos, ainda que tivesse que competir com os produtores franceses e holandeses.

A França desenvolveu uma fabricação de queijo muito peculiar e regionalizada, baseada na raça do animal produtor – cabra, ovelha ou vaca – e, principalmente, no tipo de pastagem ou alimentação. Dessa forma, o país conseguiu se tornar famoso por produzir mais de 300 diferentes tipos de queijos, ainda que a produção estivesse limitada ao potencial produtivo de cada área. Muitos queijos, a despeito de toda a tecnologia desenvolvida nos séculos 19 e 20, continuaram a ser produzidos artesanalmente, com utilização de leite cru.

Os separadores de creme de operação contínua foram instalados na França por volta de 1878, ou seja, logo que foram criados. As fábricas de manteiga prosperaram, porque os produtores de leite eram obrigados a entregar todo o leite que produziam, não podendo usá-lo para outros propósitos. O que contribuiu para impulsionar a oferta de leite foi o ataque da filoxera nas videiras. Essa praga, introduzida na Europa entre 1858 e 1863, levou os produtores de vinho a abandonar a atividade em 1885, quando colheram a última safra. As áreas antes destinadas às parreiras foram usadas para plantar milho ou pastoreio. No final do século 19, associações e cooperativas nasceram na França para exploração da indústria de manteiga e queijo.

Na Holanda, as primeiras fábricas de manteiga surgiram após 1877, também contemporâneas dos separadores de creme de operação contínua. Não se tem notícia de que separadores manuais, tal como ocorreu nos Estados Unidos, tenham tido sucesso entre os produtores holandeses. Assim, em 1925, 30% da manteiga americana ainda era produzida nas fazendas, na Holanda, em 1920, 90% desse produto eram ofertados pelas fábricas. Contudo, os fabricantes holandeses começaram a adulterar o produto exportado, o que causou não só queda de preços, como afetou significativamente sua imagem no exterior, principalmente em Londres. Os fraudadores tinham um forte esquema de autoproteção e foi difícil combatê-los, de forma a se restabelecer a boa reputação da manteiga holandesa nos mercados externos.

Apesar da diversidade de modelos no desenvolvimento da indústria de laticínios, também com relação à manteiga, americanos, europeus e escandinavos tinham um problema comum. A recepção do leite integral do produtor ou do creme resultante do desnate nas próprias fazendas ou nas cremarias trouxe o desafio de determinar o percentual de gordura em cada lote de matéria-prima. Afinal, o leite ou o creme teria que ser pago ao produtor com base no conteúdo de gordura, que, portanto, precisaria ser quantificado. Os métodos até então utilizados ou experimentados, como a mensuração direta da camada de creme ou o teste de amostras nas batedeiras de manteiga, eram demorados ou extremamente imprecisos.

Alguns químicos trabalharam em busca de um método prático e mais rápido do que os mencionados, e muitas ideias foram exploradas. Foi entre 1888 e 1890 que testes realmente eficazes foram criados, quase simultaneamente, nos Estados Unidos e na Europa. No continente europeu, segundo alguns historiadores, coube ao químico Nicholas Gerber, da Suíça, desenvolver, em 1888, o teste para determinação do teor de gordura do leite, que foi utilizado mais amplamente na sua indústria de laticínios. Entretanto, seria o químico americano especializado em pesquisas agrícolas, Stephen Moulton Babcock que se tornaria famoso no outro lado do Atlântico e em vários países por ter desenvolvido teste similar ao de Gerber.

Babcock trabalhava na Estação Experimental da Universidade de Wisconsin, região produtora de leite dos EUA, quando, em 1890, anunciou seu método para determinação do teor de gordura do leite – considerado uma das contribuições mais importantes ao desenvolvimento da indústria de laticínios. O uso do que ficou conhecido como Teste de Babcock se disseminou rapidamente, dada sua grande utilidade na fixação dos preços do leite, conforme seu teor de gordura. Um dos fatores responsáveis pela ampla utilização do teste é que Babcock recusou-se a patenteá-lo, franqueando sua descoberta a todos os interessados.

Todavia, o progresso e as preocupações americanas e europeias não alcançaram continentes menos desenvolvidos, como a América do Sul e a África, onde a disseminação das tecnologias e a implantação da indústria de laticínios ocorreu mais lentamente, apenas na segunda metade do século 20. Mesmo na Argentina, país que já se destacava como exportador de grãos e de carne, não ocorreram grandes transformações no setor de laticínios, no qual, aliás, ganharia importância ao final do século.

Assim, os registros sobre leite e sua indústria são escassos quando se trata de países sul-americanos. Todavia, Napoleão Bonaparte, inadvertidamente, acabou prestando um serviço para a história quando levou a rainha de Portugal, Dona Maria I, e seu filho, o regente Dom João, a abandonar aquele país em 1808 para se instalar em sua colônia do Novo Mundo, o Brasil. Pois seria justamente o rei Dom João VI, coroado em 1818, dois anos após a morte da mãe, que iria proporcionar a visita ao país de Jean-Baptiste Debret, desenhista e pintor francês.

Observador arguto da realidade brasileira do início do século 19, Debret deixou, por volta de 1817, o que talvez seja o primeiro relato sobre um sistema comercial de distribuição de leite de consumo no pais ao escrever: "O grande número de estrangeiros, duplicando a população do Rio de Janeiro, aumenta consideravelmente o consumo atual do leite, o qual, em combinação principalmente com o café e o chá, é de uso generalizado e renovado até três vezes por dia em quase todas as casas particulares. Todas as manhãs, o negociante indica ao escravo a quantidade de leite que lhe é confiada e o produto da venda exigido. O negro vendedor, embora bronco, ante a necessidade de calcular a fim de evitar uma correção em caso de engano, não demora em descobrir o meio de conseguir, ilicitamente, um copo de cachaça sem diminuir, entretanto, a importância a que está obrigado; assim é que, no caminho, acrescenta ao leite um copo de água, na presença de seus companheiros e na própria venda em que lhe fornecem a aguardente. Longe de nós a ideia de considerá-lo o inventor dessa pequena fraude! Esta não passa de uma imitação de outra mais importante feita pelo seu senhor. Essa rivalidade prejudicial de interesses recai no infeliz consumidor, obrigado a pagar ainda bem caro uma xícara de leite duplamente batizada. Em meio às reclamações gerais dos consumidores, indignados com esse abuso sempre crescente, um negociante já reputado pelo seu excelente chocolate, sua probidade e sua fortuna, e proprietário de uma chácara com duas a três vacas, imaginou, por prudência, mandar fechar com cadeados os potes de leite enviados todas as manhãs pelo seu feitor; e, com uma segunda chave, abria os cadeados na presença de seus fregueses, reunidos na hora indicada para saborearem esse leite suculento, complemento delicioso de uma xícara de chá, chocolate ou café".

Nascia assim, no Brasil escravocrata do início do século 19, uma embalagem inviolável de leite de consumo, cujo propósito era evitar a fraude pela adição de água ao produto. Todavia, seria necessário mais de um século para que o consumidor brasileiro viesse a ter acesso ao leite tratado termicamente, sem fraude e em embalagem inviolável individual.

Tal como nos demais países sul-americanos, a indústria de laticínios demorou para se desenvolver no Brasil, que em muitos aspectos terminou o século 20 com problemas que os Estados Unidos e os países da Europa haviam solucionado já no seu primeiro quartel.

No continente africano, a situação seria agravada pelo fato de os europeus terem feito daquele espaço, até o final do século 19, o teatro das suas incursões coloniais. Apesar de Inglaterra e França, principais proprietárias imperiais da África, terem iniciado suas dominações na primeira metade do oitocentos, a unificação da Alemanha e da Itália, nos anos 1870, aguçou o apetite dessas nações pelo chamado continente negro, como aconteceu também com a Bélgica, que havia se tornado independente da Holanda já em 1830. A voracidade europeia foi de tal ordem que, em 1900, mais de 90% dos 46 milhões de quilômetros quadrados do continente africano já tinham sido divididos em colônias e esferas de influência entre as potências europeias. Um dos piores capítulos da história colonial teve início quando a Itália, a partir de 1878, resolveu dominar e anexar a Eritreia.

Os soldados da força expedicionária italiana não foram longe, mas seu gado transportou um passageiro mortífero: o vírus da peste bovina (*Rinderpest*). Natural das estepes, ele se espalhava pela Europa periodicamente, mas era desconhecido na África ao sul do Saara, provavelmente porque os camelos, únicos animais a cruzar o deserto, não eram suscetíveis a ele. Em 1887, a doença apareceu na Eritreia, no local da invasão italiana. Cinco anos depois, conseguiu alcançar o Atlântico e, em dez anos, estava na África do Sul.

A peste bovina chegou à África e, junto com o gado, devastou a população humana, pois os africanos não tinham nada para substituir o leite e a carne, sua alimentação natural. Conforme relato do jornalista científico Fred Pearce: "Em alguns lugares, a epidemia coincidiu com períodos de seca. Entre 1888 e 1892, acredita-se que cerca de um terço da população da Etiópia – vários milhões de pessoas – tenha morrido pelo efeito conjunto da peste bovina e da seca. Os registros de dois distritos típicos, Bukoba e Biharamulo, mostram que a população local de gado caiu de cerca de 400 mil cabeças em 1891 para 20 mil no ano seguinte. A fome atingiu várias populações, como os tutsis, em Ruanda e Burundi, que viviam quase inteiramente à base de leite e de sangue. A peste bovina aniquilou quase instantaneamente a riqueza da África tropical, levando os aristocratas pecuaristas à falência".

Houve outros efeitos perversos da peste bovina nos países africanos, muito mais graves do que deixá-los ainda mais vulneráveis à dominação europeia, como é o caso da disseminação da mosca tsé-tsé, que transmite a doença do sono – um tipo de tripanossomíase letal para o gado e para os humanos. Até hoje, o flagelo da tsé-tsé só perde para a Aids como obstáculo ao desenvolvimento africano.

Não se sabe que tipo de indústria de laticínios haveria de ser criada nos países da África. O fato é que, sem o gado como fonte de matéria-prima, o povo africano se viu privado de desenvolver sua indústria. Sem uma produção de leite endógena, teve que se submeter ao consumo de leite em pó vindo da Europa e dos Estados Unidos, em geral como parte de programas de ajuda internacional. Esses países pobres puderam se livrar da dominação política europeia no século 20, mas passaram a sofrer maior dependência econômica das nações desenvolvidas. O pior é que não conseguiram se recuperar da catástrofe da peste bovina, patrocinada pela aventura colonialista europeia.

Indiferente à tragédia africana, a Europa encerrava o século 19 completamente diferente e melhor do que o começara. Com população de quase o dobro da registrada em 1800, que era de 187 milhões de habitantes, ela precisava alimentar cada vez mais bocas. Mas isso já não era grande problema. O desenvolvimento dos tratamentos térmicos, em bases científicas, propiciado pelos trabalhos de Pasteur, evitava a deterioração dos alimentos e iria possibilitar uma oferta bem maior de produtos muito mais seguros.

CINCO

AS CONTRIBUIÇÕES DE LOUIS PASTEUR

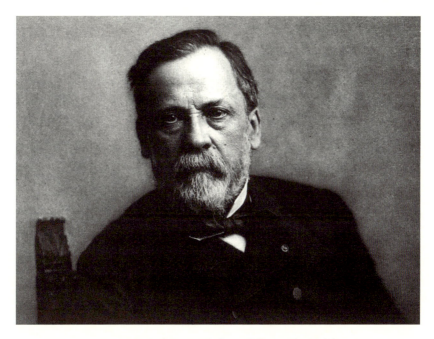

Louis Pasteur (1822–1895), fotografado por Félix Nadal

Edward Wilson, professor de biologia da Universidade Harvard, sustenta que, na disputa do título de melhor da natureza, os micro-organismos venceriam facilmente, inclusive os seres humanos, num escore de 3 a 2. Para o famoso biólogo, considerados os quesitos "mais abundante", "mais longa vida", "mais chances de sobrevivência", "mais inteligente" e "mais poderoso", o homem só venceria as bactérias nos dois últimos, o que não significa dizer que, ao longo da história, venha usando adequadamente essas vantagens e manejando o ambiente com sensatez.

Ainda segundo o professor Wilson: "Se todas as plantas e todos os animais da Terra fossem destruídos, as resistentes bactérias continuariam por aí. Mesmo se a superfície da Terra fosse reduzida a cinzas, os micro-organismos que extraem energia de material inorgânico continuariam a viver quilômetros abaixo da superfície terrestre, como fazem os que se alimentam de petróleo. Depois de alguns bilhões de anos, eles poderiam até dar origem a novas formas de vida na superfície".

Desde a invenção do microscópio, no século 16, e das descobertas do holandês Leeuwenhoek, os micro-organismos passaram a despertar o interesse crescente dos cientistas. Parafraseando o aviador e escritor Antoine de Saint-Exupéry, só se vê bem com o microscópio, o essencial é invisível aos olhos. Entretanto, não se sabia ainda da ligação dos micro-organismos como causadores de doenças e menos ainda sobre seu papel na deterioração dos alimentos. Pois foi justamente para combater esses invisíveis seres superiores, como concluiu Edward Wilson, sem saber bem o quê ou quantos eles eram, que o imperador Napoleão III, em 1863, chamou para uma conversa um cientista francês que havia descoberto que os micro-organismos eram os responsáveis pela fermentação dos alimentos. O cientista chamava-se Louis Pasteur e o problema do imperador era que grandes quantidades de vinho se deterioravam até chegar ao consumidor, o que resultava em graves prejuízos para a indústria e o comércio da França. Seu propósito era que Pasteur descobrisse as causas de tal deterioração e desse uma indicação de como evitá-la.

Naquele momento, aos 41 anos, Pasteur já era um cientista renomado. Nascido em 27 de dezembro de 1822, em Dôle, no Jura, o francês manteve um rápido namoro com a pintura e, aos 18 anos, descobriu sua vocação para a ciência, à qual dedicaria a vida. Estudando química a partir de 1843, na Escola Normal, em Paris, Pasteur obtém o grau de doutor em Ciências em 1847. Suas primeiras pesquisas, iniciadas antes da conclusão de seu curso de doutorado, foram voltadas para os cristais que se formavam nos barris de vinho, quando mostrou o comportamento diferente do ácido tartárico e do ácido racêmico. De 1849 a 1854, além de suas pesquisas, ele dá aula de química na Universidade de Strasbourg, localizada na cidade do mesmo nome, futura capital da União Europeia.

Nesse último ano, estava pronto para uma nova mudança em sua vida profissional, deslocando-se de Strasbourg para Lille, na fronteira com a Bélgica. Linda W. Smith discorre assim sobre a vida do cientista: "Ele aceita um novo trabalho como professor de química e reitor da Universidade de Lille, cidade ao norte da França e um centro industrial. Ficou claro que Pasteur poderia aliar suas atividades de professor e pesquisador com as necessidades da região. Então, como agora, os cientistas entendiam que deveriam cuidar somente de ciência pura. Eles estavam interessados apenas em suas teorias, baseando suas explicações na observação e na razão. Entretanto, Pasteur também pensava no valor da ciência aplicada. Ele pensava que era parte do trabalho do cientista colocar suas ideias para uso prático".

Em razão de sua disposição para aplicação dos conhecimentos científicos, logo Pasteur seria chamado a ajudar a principal atividade da cidade de Lille, a indústria de álcool. Este produto utilizava como matéria-prima a beterraba, e a indústria estava tendo problemas em sua fabricação. Graças a esse chamado, Pasteur se envolveria definitivamente com a questão da fermentação, mudança química gradual que transforma o açúcar em álcool e em gás carbônico. O cientista francês torna-se, então, um frequentador assíduo de uma fábrica cujo dono era pai de um de seus alunos.

Em seu laboratório, usando seu microscópio, começou a analisar o suco fermentado de beterraba, cujas amostras retirava da fábrica de álcool. Ele ficou cada vez mais fascinado com o que via e descrevia em suas anotações e desenhos, iniciando, então, suas pesquisas com a fermentação. O fenômeno já tinha utilidade prática na fabricação de vinhos, cervejas, queijos e pães. Porém, não se sabia quais eram as causas e qual o mecanismo da fermentação.

Nos anos 40 do século 19, quando Pasteur completava seus estudos e realizava suas primeiras pesquisas, um cientista prussiano chamado Theodor Schwann, professor de fisiologia da Universidade de Louvain, na Bélgica, já tinha observado a formação das leveduras e concluído que a fermentação do açúcar e o amido eram o resultado de um processo vivo. Mas a maioria dos cientistas não deu importância às descobertas de Schwann. Até os anos 1850, permanecia a crença de que a fermentação era um processo químico.

Apesar de sua formação em química, o grande número de observações empíricas de Pasteur o levaram na direção de Schwann. Em agosto de 1857, ele apresentou suas conclusões, que seriam um marco na história da ciência e passaram a ser conhecidas como "Teoria da Fermentação por Micro-organismos". Ao estudar o ácido lático, Pasteur chegou a duas importantes conclusões, ainda conforme Linda W. Smith: "Primeiro, que os micro-organismos causam fermentação. Micro-organismos são elementos viventes, simples e tão pequenos que não podem ser vistos sem auxílio de um microscópio. Leveduras e bactérias são exemplos de micro-organismos. Segundo, que tipos específicos de micro-organismos produzem tipos específicos de fermentação. Por exemplo, levedura é um micro-organismo que produz fermentação alcoólica. Outro tipo de micro-organismo produzirá tipo diferente de alteração".

As descobertas de Pasteur com o ácido lático o levaram a entender melhor os problemas que ocorriam na fabricação de álcool. Enquanto as leveduras transformavam o açúcar da beterraba em álcool, havia a ocorrência de outros tipos de bactérias no mesmo processo. Eram elas que causavam as mudanças não desejadas e que afetavam a qualidade do álcool. Assim, os problemas apresentados pela antiga fábrica de álcool passaram a fazer sentido para Pasteur.

A despeito da divulgação da Teoria da Fermentação por Micro-organismos, a teoria da geração espontânea ainda gozava de prestígio. Em pleno ano de 1859, o biólogo Félix Archimède Pouchet, também francês, publicou seu principal trabalho, intitulado *Heterogenia ou Tratado da geração espontânea*, no qual sustentava que organismos vivos eram produzidos por processos químicos, tal como a fermentação, a partir de matéria não viva. E insistia que sua teoria estava correta, apesar de, naturalmente, muitas pessoas estarem em desacordo. Por essa razão, a Academia de Ciências da França ofereceu um prêmio para o cientista que apresentasse a melhor prova contra a teoria da geração espontânea.

Não poderia ter acontecido algo melhor para Pasteur se tornar ainda mais conhecido: ele realizou seu experimento mais famoso, que enterrou definitivamente a teoria da geração espontânea. Pasteur colocou líquidos em diferentes frascos de vidro, fervendo-os e retirando deles todo o ar. Uma vez fechados hermeticamente, os frascos ficaram livres de micro-organismos. Fez o mesmo com outros frascos, mas deixando-os abertos, visando a contaminação do ambiente. A ideia era provar também que havia micro-organismos no ar e que o problema não era apenas o ar propriamente dito. Quanto mais limpo o ar, menor seria a quantidade de micro-organismos nele existentes e menor a possibilidade de contaminação.

Num segundo experimento, Pasteur utilizou 40 frascos, nos quais colocou o mesmo tipo de líquido. Desses frascos Pasteur deixou 20 abertos na cidade e outros 20, na mesma condição, no alto da montanha, onde presumivelmente o ar era mais puro. O resultado foi que, na cidade, 8 frascos foram contaminados, enquanto no alto da montanha a ocorrência de contaminação limitou-se a 1 único frasco. Ele também utilizou garrafas com pescoço de ganso e, neste caso, mesmo abertas, não ocorreu contaminação. Com esses experimentos, Pasteur recebeu o prêmio da Academia de Ciências, de 2.500 francos, ao provar, definitivamente, que a teoria da geração espontânea era falsa. Sua consagração pública ocorreria em 1864, quando pronunciou palestra sobre seus experimentos na Universidade Sorbonne, em Paris, para cientistas e escritores.

Prosseguindo suas experiências, Pasteur deparou com um novo fenômeno em 1861. Ao observar uma gota de um líquido doce em fermentação, constatou que algumas bactérias na periferia da gota perdiam sua atividade devido ao ar, ou melhor, ao oxigênio. Foi assim que Pasteur descobriu que algumas bactérias somente eram ativas na ausência de oxigênio e, em razão disso, as chamou de "anaeróbicas", tornando-se o primeiro, mais uma vez. Portanto, quando Napoleão III mandou chama-lo, sabia exatamente com quem estava lidando e o que poderia esperar daquele cientista. É claro que, àquela altura, Pasteur já sabia que o que estava atrapalhando o comércio francês de vinho, deteriorando o produto antes que o consumidor pudesse degustá-lo, eram alguns micro-organismos indesejáveis. O que ele precisava descobrir era só como eliminá-los sem alterar as demais características desejáveis do vinho.

Pasteur, já na época considerado um especialista em processos de fermentação, putrefação e suas consequências, propõe aquecer o vinho a 57 °C a fim de eliminar os microorganismos que o deterioravam, permitindo que a bebida chegasse em perfeito estado ao seu destino. O vinho, aquecido à temperatura e pelo tempo propostos por Pasteur, foi exaustivamente testado por especialistas em degustações, ficando comprovado que não havia perda de suas propriedades organolépticas, particularmente o *bouquet*. O processo de aquecimento de um líquido, em temperatura e tempo suficientes para eliminar as bactérias nocivas, foi chamado de esterilização parcial e rendeu a ele o Mérito Agrícola, aumentando ainda mais seu prestígio como cientista. Numa homenagem a seu descobridor, embora não se saiba quando isso ocorreu, o processo passou a ser conhecido como pasteurização.

O segundo passo de Pasteur foi desenhar equipamentos que pudessem aquecer grandes quantidades de líquido, a baixo custo, o que consta de seus escritos sobre vinho, vinagre e cerveja. Assim, logo foi constatado que o processo de pasteurização poderia ter ampla utilização na indústria de alimentos, sempre às voltas com problemas de deterioração microbiana, tais como aquelas que se processavam em vinho, cerveja, suco, leite, queijo e ovos.

Os trabalhos e descobertas de Pasteur não se restringiram a promover o progresso somente na indústria de alimentos. Entre 1865 e 1869, ele se desloca para o sul da França, para a cidade de Alais, onde vai estudar uma doença que estava acometendo a criação de bicho-da-seda, colocando em risco a indústria local. Após exaustivos experimentos com ovos do bicho-da-seda, ele conseguiu identificar dois tipos de doenças que os atacavam. Desenvolveu, então, um critério para seleção dos bichos-da-seda, que deveria ser adotado para eliminá-las.

A guerra com a Prússia, em 1870, que fez com que Pasteur deixasse Paris, em 1871, levou o cientista de volta ao setor de bebidas alcoólicas. A França necessitava fabricar cervejas tão boas quanto as produzidas pelos inimigos alemães. Pasteur iniciou seus estudos sobre cerveja, uma vez mais, por razões práticas. Nem mesmo um derrame cerebral, que o deixou paralisado do lado esquerdo, em 1868, foi capaz de afastá-lo de suas pesquisas.

Louis Pasteur morreu em 1895, antes da criação do Prêmio Nobel. Caso contrário, é certo que a Academia Sueca teria motivos de sobra para conceder-lhe a mesma honraria conferida ao bacteriologista alemão Robert Koch, pois é indiscutível a importância de seu legado científico. Mas o fato é que, na esteira de tantas descobertas, várias delas feitas por esses dois grandes cientistas, a Europa tinha se modificado muito, política e economicamente, desde meados do século 19. Um dos resultados mais palpáveis da vitória da Prússia sobre a França, na rápida Guerra Franco-Prussiana, em 1871, foi a unificação da Alemanha e da Itália. Depois que as tropas francesas, que guardavam o papado, tiveram que se retirar para combater a Prússia, foi possível a anexação de Roma, tornando completa a unificação italiana.

O alimento como causa de doenças

Durante um longo período, a humanidade foi um extenso laboratório, onde o processo de seleção de alimentos se fez à custa de inúmeras vítimas. Até que os alimentos próprios para consumo fossem estabelecidos, muitas pessoas morreram ao alimentar-se de fungos, ervas e plantas venenosas. Além disso, nos primórdios da civilização, o consumo de carne de animais enfermos ou já em estado de putrefação contribuiu para o aumento da mortalidade humana.

Teofrasto, que foi discípulo de Aristóteles, escreveu o livro *História das plantas*, no qual faz várias referências aos venenos ou toxinas nelas presentes, não deixando de relatar como tais venenos eram algumas vezes adicionados criminosamente aos alimentos. A intoxicação alimentar foi tratada por Hipócrates de Cós, considerado o pai da medicina, tanto quanto por outros pensadores da Antiguidade clássica. Durante muito tempo, as doenças causadas pela ingestão de alimento eram atribuídas ao consumo acidental de alguma planta venenosa. Mesmo o pensador mais sábio daquela época, Aristóteles, não faz alusão à possível existência dos micro-organismos e, tal como muitos de seus contemporâneos letrados, pensava que organismos vivos poderiam se desenvolver a partir de material inorgânico.

Nesse contexto de desconhecimento dos micro-organismos, as ideias e teorias desenvolvidas na Antiguidade limitaram-se a associar as doenças por ingestão alimentar apenas a substâncias venenosas eventualmente presentes nos alimentos. Somente no século 1 a.C. é que passou a ser admitida a hipótese de algumas doenças serem causadas por outros tipos de agente. A primazia coube a Marcus Terentius Varro, que, mesmo tendo sido soldado, é considerado o romano mais culto de sua época. Varro, que se tornaria famoso pelo seu mau humor, produziu vasta obra literária. Lamentavelmente, apenas *O negócio da agricultura*, obra em três livros que foi escrita em sua velhice, sobreviveu completa. O fato é que, depois das conjecturas de Varro, a humanidade teve que esperar mais 1.500 anos para que a suspeita da existência dos micro-organismos voltasse à ordem do dia. A queda do Império Romano, em 476 d.C., e o longo domínio bárbaro talvez sejam a melhor explicação para tanto tempo perdido.

Em 1546, ao publicar sua obra *Sobre o contágio e doenças contagiosas*, o italiano Girolamo Fracastoro, médico, poeta, astrônomo e geólogo, tornou-se pioneiro na investigação científica sobre a verdadeira natureza do contágio, da infecção, das doenças e dos modos de sua transmissão. Fracastoro já tinha dado mostras de seu talento investigativo ao escrever, em 1530, um poema - "Sífilis, ou o mal francês" –, no qual identificava a nova doença venérea, que havia aparecido em Nápoles em 1495, época em que lá estavam estacionadas as tropas francesas.

Para Fracastoro, as doenças epidêmicas eram causadas por diferentes tipos de "corpos insignificantes" que se multiplicavam rapidamente. Sua transferência do portador para o infectado ocorreria de três maneiras: por contato direto, pela roupa suja (contaminada) do portador e através do ar. Considerando que "corpos insignificantes" só poderiam ser vistos com o uso de microscópio, e uma vez que o primeiro desses aparelhos só surgiu em 1590, 37 anos após a morte dele, é de impressionar a intuição científica de Fracastoro. Entretanto, apesar de largamente elogiada em seu tempo, a teoria de Fracastoro logo perderia influência. Foi obscurecida pelas doutrinas místicas daquele médico da Renascença, seu contemporâneo, chamado Paracelsus, que se tornaria o pai da alquimia. A reputação de Fracastoro só seria recuperada, 300 anos depois, com os resultados obtidos por Pasteur e Koch.

Na primeira metade do século 17, a teoria da geração espontânea, segundo a qual organismos vivos poderiam se desenvolver a partir de matéria não viva, também chamada abiogênese, continuava seduzindo muitos estudiosos. O primeiro passo para rejeitar a teoria da geração espontânea, abrindo posteriormente o caminho para a descoberta da relação entre micro-organismos e a origem de várias doenças, foi dado por Francesco Redi, médico e poeta, assim como seu conterrâneo e precursor, Girolamo Fracastoro.

Em 1688, utilizando-se de controles cientificamente apropriados, Redi preparou frascos contendo carne. Alguns foram selados e outros, deixados parcialmente abertos. Ele repetiu a experiência, mas, em vez de selar os frascos, apenas os cobriu com gaze, de tal maneira que fosse possível a entrada de ar. Ao final, em todos os frascos a carne estava putrefata, mas Redi encontrou larva de mosca apenas nos frascos abertos ou cobertos com gaze, onde as moscas puderam entrar. Embora tenha concluído corretamente que as larvas eram produzidas pelos ovos das moscas, e não espontaneamente, Redi, surpreendentemente, continuou pensando que o processo de geração espontânea poderia ocorrer dentro do organismo das moscas.

No século 18, o principal debate a propósito da geração espontânea envolveu o italiano Lazzaro Spallanzani e o inglês John Tuberville Needham. Em 1750, o naturalista inglês apresentou um trabalho explicando a teoria da geração espontânea, no qual tentava oferecer evidências aparentemente científicas, sustentando que coisas viventes eram geradas a partir de matéria inorgânica, pois esta continha também "átomos vitais".

Spallanzani utilizou-se de seu primeiro trabalho na área da biologia para atacar a teoria de Needham. A partir de estudos sobre formas de vida microscópica, o italiano confirmou a visão de Antonie van Leeuwenhoek de que tais formas eram organismos vivos. Em uma série de experimentos, ele demonstrou que substâncias vegetais e animais, uma vez colocadas em um recipiente de vidro perfeitamente fechado, submetido à temperatura de ebulição da água por um determinado tempo, tinham seus processos de alteração e decomposição bloqueados. Spallanzani teve a intuição genial da ação destruidora do calor sobre os fermentos que modificam e alteram a qualidade dos alimentos, jogando por terra o fundamento da teoria da geração espontânea de Needham.

Assim, desde a invenção do microscópio no século 16 e dos aperfeiçoamentos que se seguiram, os micro-organismos, como já mencionado, passaram à ordem do dia na ciência. Coube ao austríaco Marc von Plenciz, 39 anos após a morte de Leewenhoek, declarar que as doenças contagiosas eram causadas pelos *animaculus* descritos nos estudos do holandês. A declaração de von Plenciz e provavelmente as publicações do próprio Leeuwenhoek na Royal Society, em Londres, devem ter chamado a atenção do italiano Agostino Bassi.

Natural de Lodi, na Lombardia, e um dos bacteriologistas pioneiros daquele país, Bassi iniciou em 1807 suas investigações sobre a doença do bicho-da-seda, que estava causando sérias perdas para as economias italiana e francesa, e também iria atrair a atenção de Pasteur. Foram necessários 25 anos de pesquisas e experimentos para que Bassi pudesse demonstrar que a doença do bicho-da-seda era contagiosa e causada por um microscópico fungo parasita. Tal micro-organismo, mais tarde denominado *Botrytis paradox* (agora *Beauvaria*) *bassina*, era transmitido entre os bichos-da-seda pelo contato ou por alimento infectado. Suas descobertas foram publicadas em 1835 e, antecipando-se a Louis Pasteur e Robert Koch, Bassi chegou a importante generalização: muitas doenças que atingiam os animais e acometiam os homens, até então de origem desconhecida, eram causadas por bactérias.

As descobertas de Pasteur no campo da microbiologia teriam larga utilização na medicina e na veterinária, tanto na cura como na prevenção de doenças. Após aplicar seus conhecimentos ao estudo da cólera dos frangos, que havia se espalhado pela França, Pasteur conseguiu, em 1880, descobrir uma vacina para combatê-la. Ele desenvolveu outras pesquisas e fez importantes descobertas que ajudaram a salvar muitas vidas, em concorrência acirrada com o médico Robert Koch. Os dois travaram muitas disputas científicas, não sendo possível afirmar qual dos dois era mais vaidoso.

O fato mais importante da microbiologia é que, com o seu desenvolvimento e divulgação, criou-se uma conscientização da existência de inimigos invisíveis, que passaram a fazer parte do rol de preocupações das pessoas e da indústria alimentícia.

Era necessário, portanto, desenvolver tecnologias que pudessem identificar e eliminar esses minúsculos contraventores. Além disso, as pessoas passaram a se preocupar mais com os cuidados higiênicos e com a qualidade dos alimentos que consumiam, enquanto a indústria investia na eficácia de seus processos de controle, porque todos queriam se assegurar da sua capacidade de enfrentar e vencer tais inimigos.

O leite de consumo na mira dos cientistas

Na indústria de laticínios, a evolução da microbiologia foi particularmente relevante em razão das características do leite. As preocupações iniciais com esse produto tinham a ver com a necessidade de preservá-lo por mais tempo em boas condições de consumo, já que ele se deteriorava facilmente pela presença de micro-organismos. Posteriormente, a elas se juntou uma nova preocupação: a de que o leite era um potencial causador de enfermidades devido à provável proliferação de micro-organismos patogênicos. Isso ocorreu pela primeira vez em meados do século 19.

Em 1856, o médico inglês Michael Taylor reconheceu que o leite poderia ser um veículo transmissor de doenças, ao observar que um número de casos de febre tifoide tinha em comum o fato de seus portadores terem consumido leite da mesma origem. Em 1867, Taylor observou novamente que um número de casos de crianças enfermas com febre escarlate poderia ser atribuído ao consumo de queijo cottage, produzido a partir de leite contaminado. Desde então e, principalmente, depois das revelações de Pasteur e Koch, muitas outras doenças viriam a ser acertadamente associadas ao consumo de leite cru.

Entretanto, se as descobertas de Pasteur tiveram rápido efeito prático na indústria de vinho e nas cervejarias, a eficácia da pasteurização na indústria de laticínios, visando ao combate das doenças, ainda dependia de respostas satisfatórias a outras questões. Como conhecer a carga bacteriana do leite cru? Que temperatura era necessária para eliminação dos micro-organismos patogênicos? Qual o tempo mínimo a que o leite deveria ser submetido para que isso ocorresse?

Em 1886, na Alemanha, antes que as bases da pasteurização eficaz estivessem totalmente estabelecidas, o químico agrícola Franz von Soxhlet propôs que todo leite destinado à alimentação infantil deveria ser tratado termicamente. Três anos depois, nos Estados Unidos, o pioneiro pediatra Abraham Jacobi também passou a utilizar o aquecimento compulsório do leite na sua prática. No mesmo ano, o médico Henry Koplik abria um dispensário de leite tratado termicamente na cidade de Nova York. Esses esforços seriam importantes, posteriormente, para a aceitação do leite pasteurizado, mas a contribuição mais relevante na disseminação do tratamento térmico do leite seria dada por Nathan Straus.

Além de próspero empresário de Nova York e sócio da loja de departamentos Macy's, Nathan Straus era um filantropo e estava preocupado com a mortalidade infantil decorrente do consumo de leite cru. Nessas circunstâncias, passou a defender vigorosamente as ideias e o trabalho do Dr. Koplik, inclusive estabelecendo um dispensário em

Nova York, em 1893, onde o leite cru era tratado termicamente, antes de ser fornecido para consumo das crianças.

O dispensário de Straus era uma mistura de laboratório de leite e centro de recreação, na medida em que, próximo à pequena planta de pasteurização e engarrafamento do leite, foi construído um pavilhão onde mães e filhos poderiam ler e descansar. O leite chamado de esterilizado (na verdade, segundo a definição atual, tratava-se de um leite pasteurizado a alta temperatura) era vendido por preço bastante acessível (4 centavos de dólar por 946 mililitros). Além disso, havia um pediatra de plantão que examinava as crianças e, para aquelas malnutridas, prescrevia uma das duas fórmulas de "leite modificado" também vendidas no local (5 ou mais centavos de dólar por 946 mililitros). Uma fórmula continha açúcar (do leite), água com hidróxido de cálcio, água filtrada e leite integral. A outra consistia de leite integral, água de cevada, açúcar branco e sal de mesa.

Em sua planta de pasteurização, Straus primeiro esterilizava as garrafas, fervendo-as em água boricada durante 30 minutos. O leite era pasteurizado por 20 minutos à temperatura de 75 °C, embora Straus soubesse que o bacilo da tuberculose não resistia a 70 °C. Em 1895, o empresário escreveu cartas para todos os prefeitos do Estados Unidos, defendendo a urgência de estabelecer a obrigatoriedade da pasteurização do leite. Dois anos depois, fez um apelo similar aos órgãos de saúde dos Estados Unidos e do Canadá. Resultado: em cinco anos – 1893-1898 – Straus havia instalado mais cinco dispensários para fornecimento de leite tratado, número que subiu para 17 em 1906. Outras cidades americanas, como

Yonkers, Filadélfia, Pittsburg e Cincinnati, também adotariam dispensários semelhantes aos de Nova York.

O principal efeito dessas iniciativas foi tornar possível comprovar que o leite não tratado termicamente, ou não pasteurizado, em vez de apenas alimentar, era também um veículo transmissor de algumas doenças mortais. Foi o que demonstraram os resultados registrados naquela época, conforme aponta Hugo H. Sommer: "Em Randall's Island, por exemplo, onde os pobres das ruas de Nova York eram hospitalizados, a mortalidade era de 41,8% (1.509 mortes num total de 3.609 crianças), em 1895, 1896 e 1897; no início de 1898, passou-se a utilizar leite pasteurizado, sem nenhuma outra mudança na dieta ou na higiene; durante esse ano, a mortalidade foi de 19,8%. Para o período de 1898 a 1904, inclusive, a mortalidade foi de 21,8% (1.349 mortes num total de 6.200 crianças)".

Numa época em que os cuidados higiênicos deixavam muito a desejar, principalmente entre os mais pobres, o uso do leite pasteurizado, isoladamente, conseguiu reduzir a taxa de mortalidade infantil praticamente pela metade, ainda que fosse extremamente alta para os padrões do século 20. Apesar dos esforços de Straus e de resultados tão animadores, a questão sobre a temperatura exata para a eliminação dos micro-organismos patogênicos permanecia em discussão. Assim, para garantir o processo, no início da pasteurização comercial, o leite cru era submetido a temperaturas mais elevadas e tempos mais curtos para obter tal resultado. O efeito do calor reduzia a quantidade aparente de gordura, a chamada linha de creme, que na época era um indicador de qualidade do leite. Além disso, conferia ao produto um sabor de queimado.

Os principais estudos sobre o assunto aconteceram na década de 1880. Van Geuns realizou pesquisas que inicialmente se voltaram à determinação da temperatura ideal para evitar a decomposição do leite pasteurizado, de forma a prolongar sua vida útil comparativamente ao leite cru. Geuns observou que o leite cru se deteriorava no segundo dia, mesmo conservado à temperatura de 10 ºC a 12 ºC, enquanto o leite pasteurizado não coalhava antes do terceiro ou quinto dia. Geuns identificou também que a velocidade de deterioração do leite estava relacionada com o número inicial de bactérias. Posteriormente, Geuns estudou os tipos de bactérias que sucumbiriam ao calor, preocupado especialmente com as bactérias patogênicas.

O binômio tempo-temperatura a ser aplicado ao tratamento seguro do leite foi objeto de muitas pesquisas no final do século 19. Os padrões foram fixados e revisados pelos organismos oficiais de saúde pública, o que não conseguiu evitar a convivência de vários deles, dependendo do equipamento utilizado ou do país em que eram aplicados. O fato é que as preocupações quanto ao melhor padrão acompanharam o desenvolvimento dos equipamentos de pasteurização e do leite pasteurizado, que iria iniciar sua disseminação pelos mercados dos países desenvolvidos já na primeira metade do século 20.

SEIS

DA CRISE DO VINHO AO LEITE PASTEURIZADO

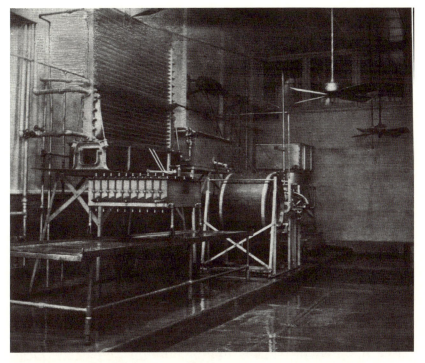

"Moderna" planta de leite pasteurizado no início do século 20 (1908)

A crise do vinho em meados do século 19, que exigiu a atenção de Louis Pasteur, acabaria desaguando num produto completamente diferente, que, mesmo sem ter sido objeto da atenção do famoso cientista francês, passou a ser conhecido como leite pasteurizado. Entretanto, as preocupações com o tratamento térmico do leite cru para consumo direto, seja para conservá-lo por mais tempo, seja para evitar doenças, mesmo que intuitivamente, antecederam as descobertas de Pasteur e os trabalhos de Emile Duclaux, seu mais famoso discípulo.

Em 1824, quando Pasteur tinha apenas 2 anos, William P. Dewees, professor de obstetrícia da Universidade da Pensilvânia, recomendava, para a alimentação das crianças, que o leite fosse aquecido próximo à temperatura de fervura. Essa prática tornou-se comum na primeira metade do século 19 em muitas residências americanas, ainda que fossem desconhecidas as causas da deterioração e de eventuais doenças transmitidas pelo leite cru. Assim, não é possível saber se o propósito do aquecimento era seguir a recomendação da autoridade científica ou simplesmente alterar o sabor do leite cru, tornando-o mais agradável.

O leite concentrado disponível a partir de 1856, graças ao empenho de Gail Borden, que foi o primeiro leite tratado termicamente, seja pelo difícil acesso à tecnologia, seja por exigir maiores investimentos, aparentemente não conquistou grande número de adeptos nos Estados Unidos ou na Europa. As cooperativas e outras empresas de laticínios, que se multiplicavam no final do século 19, se interessaram pelo leite pasteurizado em razão de sua maior durabilidade em relação ao leite cru, da sua aceitação pelos consumidores ou da obrigatoriedade do tratamento térmico, que veio a ser estabelecida em muitos países.

Apesar da crença popularizada de que Louis Pasteur foi o inventor do processo térmico para tratamento do leite, justamente para matar os micro-organismos patogênicos e reduzir o número daqueles que poderiam levá-lo à rápida deterioração, os registros históricos não a comprovam. Mesmo assim, o produto final passou a usar uma derivação de seu nome, sendo chamado oficialmente de leite pasteurizado. O interesse do cientista francês por seu desenvolvimento foi inexistente, pois, no que diz respeito ao tratamento térmico, seu trabalho focou o estudo do vinho e da cerveja. Não há referências ao leite em suas publicações nem na vasta literatura sobre seus trabalhos, exceto aquelas que perpetuaram a crença por recorrerem a fontes secundárias. A principal contribuição de Pasteur foi mostrar a ação dos micro-organismos, que levou a indústria alimentícia – leite e outros produtos – a recorrer ao tratamento térmico para sua eliminação ou sua redução a níveis aceitáveis. Os micro-organismos eram os responsáveis de fato pela deterioração do produto, pela transmissão de doenças e poderiam ser mortos pelo calor.

As discussões que se seguiram à publicação de seus estudos sobre o vinho comprovam que, apesar do sucesso posterior, Pasteur teve que admitir não ter sido o primeiro a desenvolver um tratamento térmico para conservação de alimentos, mesmo no caso do vinho. É o que pode ser constatado pelo texto a seguir, extraído do dicionário de biografias editado por César Benjamin: "Visto que as doenças do vinho se deviam ao desenvolvimento de organismos estranhos, que se achavam presentes antes de ele se tornar perceptivelmente 'doente' e cujos micróbios eram engarrafados com o vinho, a tarefa crucial era descobrir um modo de matar esses germes sem prejudicar o sabor e as outras qualidades do vinho. Em 1º de maio de 1865, Pasteur disse à Academia de Ciências que suas tentativas de usar antissépticos químicos para curar vinhos adoecidos não tinham sido satisfatórias, mas que ele havia descoberto um método perfeitamente fidedigno e prático para preservar o vinho saudável: aquecê-lo em recipientes fechados por uma ou duas horas, a uma temperatura de 60 ºC a 100 ºC. Como resultado de testes preliminares em pequena escala, Pasteur foi reduzindo gradativamente a temperatura para entre 50 ºC e 60 ºC. Nesta faixa, afirmou, o vinho podia ser perfeitamente protegido das doenças, com risco mínimo para o sabor, o aroma e a cor".

Tão logo Pasteur divulgou esse método, que patenteou em abril de 1865, começaram a surgir afirmações alternativas. Numa série de cartas e notas publicadas nas duas edições de *Estudos sobre o vinho*, Pasteur defendeu repetidamente seus direitos de prioridade, à medida que se familiarizava cada vez mais com a longa história das tentativas 'empíricas' de conservar o vinho. Acabou por admitir que a ele se antecipara Nicolas Appert, que propusera aplicar ao vinho seu método de conservação de alimentos, aquecendo-os em recipientes fechados. Mesmo assim, insistiu em haver resgatado do esquecimento e estabelecido, com base em experimentos científicos rigorosos, o que antes fora apenas uma técnica "malcompreendida, maltestada e inteiramente empírica".

Mesmo considerando-se o conhecido egocentrismo de Pasteur, sabia-se que ele tinha razão ao criticar a pouca compreensão e o empirismo dos métodos que eventualmente precederam o dele, especialmente o de Nicolas Appert. Este sabia apenas que seu método de aquecimento era eficiente, mas Pasteur descobriu o porquê, base para qualquer aperfeiçoamento tecnológico. Pioneiro ou não, conhecendo bem o meio em que trabalhava, Pasteur procurou proteger sua descoberta, uma vez que, antes de apresentá-la a seus colegas da Academia de Ciências (maio, 1865), teve o cuidado de solicitar sua patente (abril, 1865), como já visto.

Apesar de saber que o processo para conservação do vinho e da cerveja poderia ser aplicado a outros tipos de alimentos fluidos, Pasteur não cuidou de desenvolvê-lo para o leite, talvez desgostoso com as críticas recebidas na Academia de Ciências. No desenvolvimento dos estudos acerca do leite e sua conservação, ele contou com a valiosa colaboração de Emile Duclaux, físico, químico e biólogo francês. Este, já em 1862, tornara-se professor efetivo de ciências físicas e biológicas no laboratório de Louis Pasteur, na Escola Normal Superior, participando das experiências levadas a cabo pelo professor para invalidar a teoria da geração espontânea. Em

1877, Duclaux estabeleceu uma unidade exclusiva de estudo do leite, contemplando o leite para consumo e a fabricação de queijos, particularmente o queijo azul d'Auvergne. Foi finalmente Emile Duclaux quem definiu os parâmetros para a pasteurização do leite, estabelecendo referências que serviriam de base aos fabricantes de equipamentos para seu tratamento térmico. Em 1888, ele assumiu o cargo de subdiretor do Instituto Pasteur, tornando-se finalmente diretor geral da instituição, em 1895, com a morte do mestre.

Embora Pasteur tenha vivido o suficiente para ver a aplicação de suas descobertas na indústria de laticínios, a disseminação do leite pasteurizado, repetindo o que acontecera na produção de vinhos e na fabricação de cerveja, ocorreu apenas depois de sua morte. Era necessário desenvolver equipamentos para submeter o leite às temperaturas que eliminassem as bactérias patogênicas. E, é claro, na indústria as exigências eram bem mais amplas e os procedimentos mais complexos do que os presentes nos laboratórios. Além disso e apesar de seus evidentes benefícios, o leite pasteurizado teve que superar muita resistência e combater vários argumentos contrários a sua qualidade até muito tempo depois de sua comercialização em larga escala.

A Europa seria o palco do desenvolvimento dos pasteurizadores para a indústria de laticínios. Após a derrota da França na Guerra Franco-Prussiana, em 1871, Pasteur jurou que escreveria na abertura de seus trabalhos: "Ódio aos prussianos". Ironicamente, os primeiros equipamentos que viriam a ser chamados de "pasteurizadores" para leite foram desenvolvidos, durante a década de 1880, na Alemanha e na

Dinamarca, não na França. Apesar disso, o leite viria a ser o produto que popularizaria Pasteur, na medida em que sua designação comercial passou a ostentar a palavra "pasteurizado" – o que não aconteceu com o vinho ou a cerveja.

Consta que Albert Fresca, em Berlim, construiu o que foi considerado o primeiro pasteurizador comercial para leite. Patenteado em 1882, consistia em um grande cilindro de cobre que era aquecido com vapor. Tal cilindro continha agitadores, que eram facilmente removíveis, certamente para uma higienização mais eficiente. O leite era mantido em constante agitação, de forma a evitar que o produto ficasse com gosto de queimado, uma vez que a temperatura variava de 70 °C a 80 °C. Esse equipamento podia processar de 1.250 litros/hora a 2.500 litros/hora, o que, para aquela época, se não fosse conversa de vendedor, era uma grande capacidade. Na realidade, esse equipamento era mais um aquecedor industrial de leite do que propriamente o que viria a ser um verdadeiro pasteurizador. Nesse tipo de equipamento, o leite é aquecido durante determinado tempo e, imediatamente a seguir, é resfriado rapidamente. O propósito da operação de resfriamento é evitar que os micro-organismos remanescentes, que sobreviveram ao aquecimento, não se multipliquem e deteriorem o produto final.

Em 1886, Carl Thiel desenvolveu um equipamento para pasteurização baseado em outro princípio. Era um grande cilindro de aço, externamente revestido de madeira. Internamente, existia outro cilindro de cobre estanhado e horizontalmente sanfonado, de fundo fechado e com uma bandeja coletora no topo. Entre o cilindro de aço e o de cobre passava uma serpentina de água quente. Pela parte superior do cilindro, o leite era despejado e captado na bandeja, que, possuindo pequenos orifícios em sua borda inferior, permitia que o leite descesse em cascata pela superfície horizontalmente sanfonada, recebendo o calor necessário gerado pela serpentina. Ao atingir a parte inferior, o leite encontrava-se aquecido. Um termômetro colocado na tubulação de saída do cilindro permitia a verificação da temperatura. Thiel utilizou o mesmo princípio na construção de um resfriador para a passagem do leite após o processo de aquecimento, completando o processo da pasteurização.

No período de 1881 a 1899, muitos equipamentos similares foram desenvolvidos e construídos na Alemanha, na Dinamarca e na Suécia, numa busca incessante para solucionar os problemas gerados pelas tentativas de pasteurizar o leite. Como bem constatou Hermann Weigmann, diretor da Estação Experimental de Bacteriologia e Laticínios de Kiel (Alemanha), em 1893: "Pasteurizadores dos mais variados tipos foram construídos desde a introdução da pasteurização. Isto significa que cada aparato [equipamento] precedente tinha defeitos, que cada nova invenção tentava corrigir. Acima de todos os defeitos, estava a 'queima' do leite e sua baixa qualidade de armazenamento, devido à incerteza do sucesso do aquecimento. Desde o início, estes pontos foram a fonte das reclamações dos laticinistas, que tinham que recorrer à pasteurização, e eles continuaram reclamando, a despeito de ouvir sobre todos os aperfeiçoamentos. Algumas vezes, eles chegavam a afirmar que o velho método de simplesmente aquecer o leite em grandes caldeiras era mais seguro e de mais sucesso que o uso de caros aparatos como os desenvolvidos para os laticínios".

Os laticinistas pioneiros no uso da pasteurização não deixavam de ter razão. Os primeiros equipamentos de pasteurização eram precários; a temperatura e o tempo de aquecimento eram escolhidos arbitrariamente. A tendência era utilizar altas temperaturas por curto período de tempo, o que ficou conhecido como método de "pasteurização rápida". Entretanto, como foi descoberto posteriormente, embora a pasteurização rápida eliminasse a maior parte dos micro-organismos acidificantes, o que evitava o azedamento do leite, alguns micro-organismos patogênicos permaneciam vivos, implicando riscos à saúde e tornando o processo ineficaz. Assim, a falta de controle de tempo-temperatura do método, com os equipamentos operados apenas manualmente, colocou em xeque sua credibilidade, a ponto de não ser reconhecido pelos órgãos de saúde tanto nos Estados Unidos quanto na Europa.

Os fundamentos da pasteurização moderna começariam a ser lançados a partir de 1890, quando o também alemão H. Bitter fez cuidadosos testes de laboratório para identificar com mais precisão aquilo que, afinal, era o propósito desse processo térmico: a que temperatura e por quanto tempo o leite cru precisaria ser submetido ao calor para a eliminação das bactérias patogênicas, especialmente o bacilo da tuberculose. Sua primeira constatação foi que tal bacilo seria destruído se o leite fosse submetido à temperatura de 68 °C ou 69 °C durante 35 minutos. Realizando outros experimentos na mesma linha, Bitter concluiu que, a rigor, 30 minutos a 68 °C seriam suficientes para pasteurizar o leite. Bitter realizou, ainda, experimentos com leite desnatado e concluiu que a 75 ºC, o tempo necessário para a pasteurização se reduzia a 15 minutos. Seria o início das controvérsias e discussões em torno do binômio tempo-temperatura adequado à pasteurização eficiente do leite cru.

O método resultante dessas discussões ficou conhecido como "pasteurização lenta" e, na maior parte dos casos, consistia em submeter o leite cru à temperatura de 60 ºC por 30 minutos. Dessa forma, garantia-se, com generosa margem de segurança, que todos os micro-organismos patogênicos seriam destruídos, ainda que a ele estivesse associada uma redução na formação da chamada linha de creme. A partir de 1912, por recomendação da Comissão Nacional do Leite dos Estados Unidos, esse método foi adotado obrigatoriamente no país. Na Inglaterra e no País de Gales, até 1941, o único método oficial de pasteurização permitido utilizava como parâmetros 62,8 ºC a 65,6 ºC, por 30 minutos.

Na verdade, a uniformização do binômio tempo-temperatura somente foi concluída quando o poder público baixou normas a respeito do assunto, em cada país, ocasião em que outros parâmetros importantes, como a carga bacteriana permitida no leite cru, por exemplo, foram definidos. Afinal, em Boston, EUA, sob a direção do professor William T. Sedgwick, do Massachusetts Institute of Technology (MIT), a primeira contagem de bactérias presentes no leite havia sido feita já em 1892.

Apesar da precariedade tecnológica dos equipamentos de pasteurização, no final do século 19, o leite pasteurizado passou a ganhar espaço no mercado de leite de consumo de vários países. Sobretudo na Europa, berço dos primeiros pasteurizadores, onde o produto se disseminou rapidamente. Em 1885, o leite pasteurizado era vendido em escala comercial na Dinamarca e na Suécia. Em 1896, 60% das empresas de laticínios suecas já praticavam a pasteurização e, após 6 anos, esse percentual tinha subido para 94%. Nos anos 1890, a venda de leite pasteurizado já acontecia na Alemanha, na Holanda e na Bélgica. Mesmo nos Estados Unidos, onde o processo demorou mais tempo para se popularizar, foi instalada em New Jersey a primeira planta de leite pasteurizado em 1892, com equipamento importado da Alemanha pela empresa Sheffield Farms Dairy, de Bloomville, Nova York.

Apesar desses relatos e do reconhecimento pela comunidade científica dos benefícios da pasteurização, o processo não teve aceitação generalizada, como era de esperar. Muitos saíram em defesa das virtudes do leite cru, e um amplo conjunto de críticas foi formulado contra o leite pasteurizado – e, a despeito de todo o progresso científico ocorrido no século 20, ainda há os "do contra" em pleno século 21.

Carl W. Hall e G. Malcolm Trout, ambos doutores e professores da Michigan State University, EUA, fizeram uma listagem bem ampla das objeções ao leite pasteurizado, que tiveram lugar principalmente na primeira metade do século 20. A quase totalidade das restrições feitas ao leite pasteurizado não tinha o menor fundamento científico, mas duas delas revelavam preocupações procedentes, que permanecem válidas um século depois.

A primeira delas relaciona-se à questão do leite limpo desde a origem. Nenhum tratamento térmico, incluindo a pasteurização, tem por propósito tornar bom um leite sujo e de baixa qualidade microbiológica, produzido sem cuidados higiênicos e sanitários. Se o produtor de leite pensasse de forma contrária a esse preceito, de fato, poderia haver descuido na atividade primária, quando todos precisavam trabalhar para a melhoria da qualidade.

A segunda preocupação diz respeito à sanidade do rebanho, uma vez que a pasteurização elimina o bacilo da tuberculose, que, afinal, era o principal propósito do processo. Nesse caso, o produtor poderia ser desencorajado de erradicar a doença, o que seria um absurdo do ponto de vista sanitário, além das implicações econômicas resultantes da baixa produtividade e da capacidade reprodutiva do rebanho afetado.

As duas preocupações, entretanto, não justificariam a oposição à pasteurização, cujos benefícios são infinitamente maiores. Mesmo num país tão desenvolvido como os Estados Unidos, não foi fácil remover tais obstáculos. Em 1947, H.S. Adams constatou, sobre a questão naquele país: "Embora a pasteurização seja agora quase que universalmente aceita como um processo essencial para salvaguardar o leite, sua aceitação geral foi alcançada, em muitas instâncias, contra a oposição ativa de interesses políticos específicos e outros cujas razões ignoravam fatos científicos idôneos e que eram amplamente de natureza emocional".

Com o tempo, ficaria comprovado que as eventuais perdas decorrentes do tratamento térmico da pasteurização eram superadas pela segurança que o leite adquiria após o processo. Além disso, constatou-se mais tarde que a pasteurização não afetava as vitaminas que, diziam os opositores, eram prejudicadas no processo. A despeito de mais uma re-

Por que bebemos leite   163

volta contra um avanço tecnológico, os Estados Unidos se transformariam, ao longo do século 20, no maior mercado de leite pasteurizado do mundo.

Leite certificado – uma experiência americana

Aliás, os Estados Unidos deram uma contribuição original ao leite de consumo. O desenvolvimento da pasteurização conviveu, no país, com a tentativa de instituição de um leite ideal, dentro dos modernos conceitos de padronização, segurança e certificação, precursores de instrumentos como o *Codex Alimentarius* e de sistemas como as Boas Práticas de Fabricação (BPF).

Se a utopia americana era produzir um leite próximo da perfeição e, como toda utopia, revelou-se inviável, o movimento serviu como inspiração e modelo para o grande salto qualitativo registrado na produção primária de leite ao longo do século 20 em vários países do mundo.

A melhoria da qualidade do leite de consumo nos Estados Unidos teve vários defensores na segunda metade do século 19. Dessa forma, quando surgiu a tecnologia da pasteurização, o novo processo foi visto como bastante adequado para atingir tal propósito. Nathan Straus, por exemplo, trabalhou concretamente em prol dessa ideia através de seus dispensários. No entanto, a pasteurização do leite como processo necessário e obrigatório não foi aceita passivamente, sofrendo oposição que também teve seus adeptos. Entre eles, os distribuidores de leite de Nova York e aqueles que defendiam a ideia de um "leite cru limpo", que iria ganhar a denominação de "leite certificado".

Segundo seus defensores, o leite certificado era uma alternativa à pasteurização do produto. O movimento em prol do leite ideal teve início em 1891 com Walker-Gordon, um laboratório de Boston que incentivou os médicos da Escola de Medicina de Harvard a definir um leite, inicialmente destinado à alimentação infantil, cuja produção e processo fossem controlados desde a vaca até a distribuição. A principal diferença entre o leite certificado e o leite pasteurizado ou esterilizado era que o leite certificado deveria ser mantido limpo, livre das partículas estranhas frequentemente encontradas no leite comercializado naquele país. Muitos esforços foram dedicados ao produto certificado, incluindo o estabelecimento de um rígido regulamento para sua produção e comercialização. A certificação, em lugar da pasteurização, era defendida por muitos produtores que se recusavam a fazer os investimentos no novo processo.

Por volta de 1850, quando o crescimento das cidades se intensificou, as preocupações quanto à qualidade do leite de consumo começariam a aparecer mais. Como se sabe, uma maneira jocosa de afirmar que uma pessoa não entende de leite é dizer que a única coisa que ela sabe é o que o leite é branco. Entretanto, se essa pessoa vivesse na Nova York de meados do século 19, nem esse saber superficial teria base na realidade. O leite consumido pelos nova-iorquinos por volta de 1855 não era propriamente branco e tinha péssima qualidade. A razão principal era que as vacas eram alimentadas com uma espécie de farelo alcoólico, resíduo de cevada das destilarias de uísque existentes na cidade.

Segundo J. C. Giblin, os estábulos, sempre lotados de vacas em precárias condições sanitárias, localizavam-se ao lado das destilarias para facilitar o fluxo dos resíduos produzidos até os cochos. Três vezes ao dia, aquela ração quente era despejada para as pobres vacas. E era tão alta sua temperatura que algumas vezes queimava a boca dos animais, levando à perda de dentes e ao desenvolvimento de úlceras. O tempo de vida dessas vacas era extremamente curto. Quando ficavam fracas e sem condição de se manter em pé, eram suspensas por cordas para que os empregados continuassem o trabalho de ordenha.

Os chamados "laticínios das destilarias" logo passaram a ter péssima reputação junto à população, e não era para menos. Os consumidores começaram a associar o crescimento da mortalidade infantil da cidade à ingestão de leite. O índice de mortalidade infantil de Nova York mais que triplicou entre 1843 e 1856, sendo 13% maior do que o de Londres, à época famosa por abrigar os piores cortiços do mundo.

Não bastasse a má qualidade original, o leite das destilarias ainda era fraudado com água e outras substâncias. Para piorar a situação, as condições de manutenção das vacas nos estábulos eram propícias à disseminação da tuberculose bovina, cujo bacilo foi descoberto apenas em 1882. Sem atestar o estado de saúde das vacas e sem a pasteurização do leite, não era de estranhar os altos índices de mortalidade infantil registrados.

O leite de melhor qualidade proveniente de fazendas localizadas fora da área urbana e ordenhado de vacas sadias representava, em Nova York, apenas um terço da oferta. Os vendedores do leite das destilarias, para ocultar a origem pra lá de duvidosa do produto, tinham o atrevimento de escrever nas carroças que usavam para distribuí-lo mensagens publicitárias do tipo: "leite puro do campo" ou "leite do pasto". O domínio de mercado pelo leite de má qualidade começou a chamar a atenção da mídia, que passou a investigá-lo. As péssimas condições das vacas, sua terrível alimentação, o contaminado e fraudado produto final, pouco semelhante ao leite, foram parar nas primeiras páginas dos jornais. Um deles chegou a sugerir que o leite das destilarias deveria ser rotulado como "tóxico", tal como as drogas.

O leite das vacas doentes era misturado com leite de vacas sadias e vendido pela cidade. Muitas crianças sofriam de diarreia ao consumir o leite e algumas chegavam a morrer. À má qualidade microbiológica do leite proveniente dos rebanhos das destilarias, acrescia-se a fraude do leite por adição de água. Em 1862, o estado de Nova York baixou uma lei visando impedir a produção de leite nas condições dos laticínios das destilarias e, dois anos depois, declarou ser o leite de tal procedência "impuro" e "nocivo".

Por tudo isso, o leite certificado americano, desde sua criação, exerceu ampla influência na indústria de laticínios através da ideia de ser possível produzir leite na sua mais pura forma, livre de patógenos, sujidades e rigorosamente controlado. Mas, em razão de seu alto custo, a quantidade de leite certificado produzida nos Estados Unidos, por volta de 1917, era de menos de 1% do total de leite de consumo comercializado no país. Assim, o advento de novos processos de pasteurização, a crescente facilidade de obtenção de sua tecnologia e o reconhecimento mundial da segurança do tratamento térmico acabaram ofuscando o brilho do leite certificado. Além disso, quando vários Estados estabeleceram a pasteurização como prática obrigatória, tornou-se inviável a sua produção. Mesmo não tendo se perpetuado, esse produto antecipou muitas preocupações com a segurança higiênica e os padrões que iriam ser adotados na produção de leite em geral e, especialmente, no leite pasteurizado, que, afinal, prevaleceria.

SETE

A MÃO DO ESTADO NO LEITE DE CONSUMO

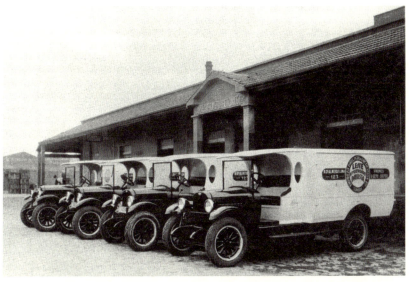

Caminhões utilizados para distribuição de leite pasteurizado pela
Empreza Paulista de Laticínios (São Paulo, Brasil, década de 1930)

O leite de consumo era um produto importante demais para não atrair a atenção do Estado, por mais liberal que fosse o governo do país e por mais que todos estivessem interessados no crescimento da oferta do produto e no desenvolvimento do mercado de alimentos. Na medida em que ficou constatado que o leite não era apenas um alimento rico em nutrientes, mas um produto perecível, que podia ser fraudado, conter impurezas e ainda transmitir doenças, a ação do Estado logo se fez presente no mercado.

Na Europa e nos Estados Unidos, várias empresas adotaram o processo de pasteurização não por preocupações com a saúde pública, mas principalmente por razões comerciais, visando conservar o leite por mais tempo em boas condições de consumo. Por seu lado, o governo não tinha certeza da melhor maneira de agradar seu eleitorado, pois havia oposição à ideia de tornar compulsória a pasteurização do leite, seja por restrições aparentemente científicas ao leite pasteurizado, seja por interesses meramente comerciais. Acrescentem-se, ainda, os condicionamentos decorrentes do ritmo de crescimento econômico e o grau de desenvolvimento tecnológico de cada país. Por fim, existe grande distância entre a promulgação de uma lei e o seu cumprimento generalizado pela sociedade.

Na Inglaterra, no País de Gales e na Escócia, desde 1885, havia leis que obrigavam as empresas de laticínios e estábulos a tomar vários cuidados nas atividades de produção, manipulação e comercialização de leite e produtos lácteos, envolvendo: registro do pessoal, construção e fornecimento de água adequados, estado sanitário das fábricas e estábulos, não aproveitamento do leite procedente de gado com qualquer tipo de doença, entre outros. Apesar de numerosas e frequentemente atualizadas, as leis inglesas de controle sanitário eram, em muitos casos, permissivas e não compulsórias.

Nos anos imediatamente anteriores ao período que veio a ser o da Primeira Guerra Mundial, quando o mundo ainda era dominado pela paz emanada do Império Britânico, houve uma grande agitação pública na Inglaterra, liderada por médicos, veterinários e autoridades da agricultura, sobre os perigos do leite impuro e sujo. O resultado, em 1915, foi a edição de uma nova norma do governo, mas que pouco durou, pois foi temporariamente suspensa em razão de uma revolta contra a iniciativa. Entretanto, em 1922, a campanha em favor do leite limpo teve sucesso, e o Ministério da Saúde baixou norma legal criando duas categorias de leite: o "Certificado" e o "Leite Padrão A, com teste de tuberculina" (para evitar o uso de animais com tuberculose na produção leiteira). Tais categorias poderiam ser produzidas sob licença, desde que o produtor de leite cumprisse certos requisitos mínimos, que garantissem a pureza e a qualidade do produto posto à venda.

A legislação britânica foi emendada e consolidada várias vezes ao longo dos anos, até que, em 1949, estabeleceu-se que em poucos anos todo leite vendido ao público tinha que ter sido submetido ao teste de tuberculina, à pasteurização ou à esterilização. Apenas o "Leite aprovado", que substituiu o "Padrão A", poderia continuar sendo vendido, concedendo-se prazo de cinco anos para sua plena adoção. O resultado prático da nova lei foi expressivo e, em 1951, 97% do leite fluido vendido em Londres era pasteurizado. Em outras cidades importantes, como Birmingham, Glasgow e Manchester, entre 80% e 90% do leite vendido tinham passado por algum tipo de tratamento térmico.

Na França, apesar de país natal de Pasteur, somente em 1935 o Parlamento estabeleceu que todo leite vendido em latão para consumo humano deveria ser pasteurizado. A lei não se aplicava aos produtores que vendessem diretamente seu leite aos consumidores, nem tampouco aos laticínios que processassem menos de 600 litros por dia. Em 1939, quatro anos depois, e quatro meses antes de a França declarar guerra à Alemanha, foram baixados dois novos decretos dispondo sobre o controle de qualidade do leite pasteurizado e do leite cru. Era apenas um reflexo do fato social, pois, àquela altura, tanto em Paris quanto numa considerável proporção das grandes cidades francesas, quase todo leite já era vendido pasteurizado.

Em 1937, enquanto na Suíça a pasteurização era quase inexistente, o processo já havia sido amplamente aceito e introduzido pelas principais empresas de laticínios na Suécia. Assim, ao contrário do que ocorreu em outros países, foi tranquilo para o governo sueco baixar sua lei fixando o prazo de dois anos para que todo o leite e também o creme vendido ao público, à exceção do leite cru adequadamente supervisionado, fosse obrigatoriamente pasteurizado.

Na Holanda, a produção de leite esterilizado foi iniciada em 1889 e a pasteurização em garrafa foi introduzida em 1893. Contudo, esse processo não perdurou, sendo substituído por tecnologias de pasteurização mais eficientes que surgiram no mercado. Apesar de a Holanda ser uma das nações pioneiras no uso de diferentes tipos de tratamento térmico desde fins do século 19, a pasteurização tornou-se compulsória no país apenas depois de 1940, ainda que, em 1937, nas suas principais cidades, de 40% a 75% do leite já era vendido pasteurizado.

Na Alemanha, onde os pasteurizadores de leite foram desenvolvidos de forma pioneira, o Estado demorou a tornar obrigatória a pasteurização em todo país. Entretanto, em 1894, tornou-se compulsória a pasteurização do leite destinado à alimentação de bezerros, o que indicava uma medida preventiva. Se o leite originário de gado com tuberculose era um agente transmissor da doença, cuidar da saúde dos bezerros propiciava a criação de animais sadios, que, consequentemente, iriam produzir leite sem contaminação. A longo prazo, o problema poderia ser sanado na sua origem. Maior atenção à questão da pasteurização possivelmente foi postergada em razão de a Alemanha ter-se envolvido diretamente nas duas guerras mundiais e ter sido derrotada em ambas. Com seu território devastado, o país viu seu rebanho leiteiro diminuir 31%, de 1913 a 1919, como uma das consequências da Primeira Guerra. Em seus projetos de reconstrução nacional, as prioridades eram outras. Assim, apesar de a pasteurização ter sido estabelecida oficialmente como norma legal em 31 de julho de 1931, foi somente em 1952 que uma lei federal tornou compulsória a pasteurização de todo o leite fluido destinado ao consumo humano na Alemanha.

Em países exportadores tradicionais, como o Canadá e a Austrália, a pasteurização foi aplicada primeiro pelas chamadas cremarias, pois a principal preocupação era a pasteurização do creme a ser utilizado na fabricação de manteiga para exportação. No Canadá, a exemplo do que acontecera em outros países, quando a pasteurização foi aplicada ao leite de consumo, os consumidores reclamaram do sabor "cozido" do leite pasteurizado. Para piorar a situação, muitos médicos declararam-se contra a pasteurização, alegando que o processo reduzia a qualidade nutritiva do leite e, com isso, aumentava o risco de incidência de doenças entre as crianças, em vez de evitá-las.

Como país que ao longo do século 20 se inseriria entre os mais desenvolvidos do mundo, o Canadá, após as pesquisas demonstrarem que as críticas eram infundadas, também adotaria a pasteurização do leite de consumo oficialmente. Assim, em 1938, o processo seria tornado obrigatório naquele país. Dois anos depois, em 1941, 92% do leite fluido vendido em Ontário era de leite pasteurizado, situação em que foi acompanhada rapidamente pelas principais e maiores cidades canadenses.

Na Austrália, apesar do separador de creme ter sido introduzido em 1891, o primeiro pasteurizador só foi conhecido em 1914. Entretanto, do creme de leite ao leite de consumo, o processo de pasteurização percorreu uma tumultuada trajetória. Foi depois da Segunda Guerra Mundial que a pasteurização do leite vendido para consumo humano foi tornada compulsória na Austrália. Em um dicionário sobre leite, publicado em 1955, J. G. Davis fornece uma boa ideia do que

Por que bebemos leite **175**

foi a controvérsia sobre a obrigatoriedade da pasteurização do leite de consumo naquele país: "Provavelmente, nenhum tema, fora religião e política, provocou controvérsias mais prolongadas e amargas do que a proposta de tornar compulsória a pasteurização de todo o leite". Apesar de os opositores da pasteurização chegarem a afirmar até que "é errado interferir de qualquer forma no alimento perfeito da natureza", o tratamento térmico venceu.

Nos Estados Unidos, a fraude do leite tornou-se uma questão pública muito antes da ideia da obrigatoriedade da pasteurização. Assim, em 1856, foi baixada uma lei contra a adulteração do leite de consumo, que, além de prisão por dois a seis meses, estabelecia multa de 25 dólares como punição ao fraudador. Três anos depois, uma nova lei criou a figura do inspetor municipal de leite, sendo o primeiro deles nomeado em Boston, no dia 10 de agosto de 1859. Nos anos seguintes, a legislação seria aperfeiçoada e as ações contra os fraudadores, assim como as punições, se tornariam cada vez mais duras.

Se o combate à fraude andou depressa, a adoção do leite pasteurizado e a obrigatoriedade da pasteurização do leite de consumo nos Estados Unidos caminhavam devagar. Em 1906, apenas 25% do leite vendido em Nova York era pasteurizado, e não seria ela a primeira cidade a tornar a pasteurização do leite compulsória. Foi Chicago, em 1909, que assumiu a vanguarda desse movimento ao tornar obrigatória a pasteurização de todo o leite fluido e do creme, exceção feita apenas ao leite cru proveniente de gado submetido ao teste de tuberculina. Mas a luta para que a pasteurização fosse adotada e exigida pelos demais estados da federação americana teria importantes aliados. Um deles foi Franklin D. Roosevelt, quatro vezes eleito presidente dos Estados Unidos, depois de governar Nova York, de 1929 a 1933, em pleno período da grande recessão vivida pelo país.

Como membro do Comitê de Leite de Nova York, fundado em 1906, Roosevelt se envolveu intensamente no processo, tendo doado em 1909 25 mil dólares para implantação de uma estação modelo de recebimento de leite que deveria servir aos dispensários, como os idealizados e implantados por Nathan Straus. Com o sugestivo nome de Companhia de Demonstração de Laticínios de Nova York e localizada em Homer, a 418 quilômetros da cidade de Nova York, o propósito da empresa era mostrar que, a baixo custo, um grande número de produtores poderia se organizar e produzir comercialmente leite cru de tão boa qualidade quanto o "leite certificado". A nova companhia foi pioneira na indústria de laticínios na manutenção de um laboratório para teste de leite na própria unidade processadora.

Assim, com a estação de Homer, foi lançada a ideia de que era necessária a existência de um laboratório de análise dentro de cada planta, além dos fundamentos para a elaboração dos procedimentos sanitários para as empresas de laticínios operarem adequadamente. Em 1910, apenas um ano após o experimento de Homer, o Comitê estava convencido de que só existiam dois tipos de leite seguro para consumo humano: o leite cru produzido sob cuidados sanitários, como a aplicação do teste de tuberculina ao gado de leite, e o leite submetido a pasteurização. Contudo, depois de dois anos, o supervisor da estação de Homer, Dr. Charles E. North, concluiu ser falsa a ideia de que o leite cru poderia ser realmente seguro. Para ele, o único produto absolutamente seguro seria o leite pasteurizado.

Assim, em 1912, Charles North liderou o processo do Comitê que levou ao estabelecimento de três tipos de leite, sendo Nova York a primeira cidade no país a adotar oficialmente tais padrões, assim definidos resumidamente:

1. Leite Padrão "A": Leite preferencialmente destinado a bebês e crianças. Tinha que ser certificado ou pasteurizado. A contagem bacteriológica não poderia exceder 60 mil por centímetro cúbico antes da pasteurização, nem 50 mil no momento em que fosse entregue ao consumidor.

2. Leite Padrão "B": Leite destinado ao consumo de adultos ou a propósitos culinários. A contagem bacteriológica não poderia ser excessiva e não havia necessidade de pasteurização.

3. Leite Padrão "C": Leite destinado somente para cozinhar, sem limitação quanto à contagem bacteriológica.

Inicialmente, na forma como foi redigida, a legislação deixava autorizada a venda de leite cru Padrão B em Nova York, mas bastou uma epidemia de febre tifoide, em 1913, identificada como originária do leite, para que uma nova lei estabelecesse que todo leite destinado ao consumo teria que ser pasteurizado. Os demais estados americanos acabaram seguindo o exemplo nova-iorquino. Em 1920, a maioria das grandes cidades do país tinha adotado a pasteurização e a classificação do leite, mas as pequenas comunidades tinham ficado para trás.

Em 1923, o estado do Alabama, reconhecendo a necessidade da uniformidade dos padrões americanos para o leite, instou o Serviço de Saúde Pública dos Estados Unidos para, juntos, formular e executar um programa de leite para todo o país. A ideia foi acolhida pela União, e o programa foi instituído sob a direção de S.W. Welch, ministro da Saúde, e C.A. Abele, diretor do Departamento de Inspeção. O resultado dos esforços do Serviço de Saúde e das autoridades de saúde do Alabama foi a promulgação de um Regulamento de Padrões para o Leite, publicado em 7 de novembro de 1924.

Em 1928, a Associação de Saúde Pública constatou que, nos municípios com menos de 25 mil habitantes, o leite vendido à população era inequivocamente sujo e contaminado. Um estudo abrangendo 117 cidades pequenas revelou que nenhuma era servida totalmente por leite pasteurizado e, o pior, 97 delas simplesmente não tinham leite pasteurizado. Acontecia o contrário nos municípios em que a população superava a casa dos 100 mil habitantes, onde o leite vendido para consumo era todo submetido ao tratamento térmico.

Oito anos depois, a situação tinha se alterado de maneira promissora. Em 1936, se tomado o total de 2.277 municípios com população urbana superior a 1 mil habitantes, 41% do leite distribuído era pasteurizado. Nos municípios maiores, atingia 73%, enquanto nas cidades com mais de 500 mil habitantes, seu volume superava 95% do total de leite fluido vendido para consumo humano.

No continente sul-americano, em compasso com o crescimento econômico da região, a introdução do leite pasteurizado e sua disseminação foram muito mais lentas, embora as discussões e as ações governamentais tenham se iniciado praticamente junto com os movimentos ocorridos nos países mais desenvolvidos.

Na Argentina, a obrigatoriedade da pasteurização do leite é uma história que se estende por 50 anos, começando em 1907. Naquele ano, foi aprovada uma lei que tornava obrigatório o tratamento térmico do leite. Entretanto, mesmo sem revogação oficial, a aplicação da lei foi suspensa em 1913. Na província de Buenos Aires, uma lei sancionada em 1915 com o mesmo objetivo gerou conflitos em várias localidades, tendo o mesmo destino. Assim, o leite cru, sem qualquer tratamento térmico, permaneceu sendo vendido livremente e, em 1940, na cidade de Buenos Aires, para uma venda diária de quase 1 milhão de litros, apenas 30% era de leite pasteurizado. A situação só começou a mudar efetivamente quando, ao final de 1960, foi promulgado um decreto pelo qual a pasteurização se tornava regulamentada e obrigatória. Alguns cientistas argentinos defendiam que era mais importante produzir leite cru de boa qualidade do que tornar obrigatória a pasteurização de um leite de má qualidade.

No Brasil, em 1939, o estado de São Paulo foi a primeira unidade da federação a estabelecer, por meio do Regulamento do Policiamento do Serviço de Alimentação Pública, que todo leite a ser distribuído à população deveria ser previamente pasteurizado. Como ocorreu em outros países, também no Brasil houve reação dos vendedores de leite cru, os quais argumentavam que, do ponto de vista econômico, a pasteurização iria encarecer o produto, tornando-o inacessível à população mais pobre. Quanto aos aspectos nutricionais, a acusação era de que o processo reduzia a qualidade do leite, porque eliminava toda vitamina C, além de enfraquecê-lo por retirar-lhe parte da gordura.

A reação ao leite pasteurizado em São Paulo, capital do estado homônimo, vinha dos chamados vaqueiros, que, vivendo na periferia, produziam o leite e abasteciam sua população. O fato, repetindo o que acontecia também em outros países, é que o leite era produzido em precárias condições de higiene, resultando num produto de péssima qualidade física e microbiológica. Entretanto, os vaqueiros não teriam condições de investir para atender às novas exigências. Tampouco teriam escala para tornar viável o investimento em pasteurizadores e nas instalações necessárias. Com a atuação de cooperativas de produtores e de outras empresas de laticínios, que operavam no mercado paulista, o negócio dos vaqueiros foi sendo absorvido, e a venda de leite cru acabou se tornando inviável com o grande crescimento da região metropolitana de São Paulo.

Alguns estados seguiram o exemplo de São Paulo, mas somente em 1952, o governo federal resolveu regulamentar e centralizar a inspeção de produtos de origem animal, o que incluía o leite de consumo. O Regulamento de Inspeção Industrial e Sanitária de Produtos de Origem Animal (Riispoa), daquele ano, estabelecia a obrigatoriedade de pasteurização do leite destinado ao consumo humano em todo o país. Apenas nas localidades em que não houvesse planta de processamento de leite pasteurizado, a venda de leite cru poderia ser permitida pela autoridade municipal. Depois de cinquenta anos da publicação do Riispoa, praticamente todo o leite fluido vendido em grandes cidades, como São Paulo, passou a ter algum tipo de tratamento térmico (ultrapasteurizado, pasteurizado ou esterilizado). Entretanto, a venda de leite cru continua a existir, especialmente nas cidades pequenas e médias, onde o poder público local não mostra interesse em coibi-la, para não contrariar os envolvidos nesse comércio ilegal.

Condições econômicas desfavoráveis sempre impediram, como ainda impedem, tanto a universalização do processo de pasteurização quanto a de qualquer outro tipo de tratamento térmico na maioria dos países em desenvolvimento. Apesar de toda a evolução tecnológica registrada no setor lácteo ao longo do século 20, quando outros tratamentos térmicos mais avançados foram criados, a situação é ainda grave nos países pobres. Assim, justamente as populações mais indefesas, as crianças desses países, correm o risco de contrair doenças pela ingestão de leite contaminado, quando não morrem simplesmente assoladas pela impiedosa desnutrição crônica.

Independentemente do país e das diferenças ideológicas existentes entre eles, ao longo do século 20, o Estado assumiu papel cada vez mais importante na promoção da qualidade do leite de consumo, na fixação de padrões para o produto e no exercício da fiscalização sanitária da atividade, desde a produção primária até os estabelecimentos varejistas. Entretanto, várias entidades privadas internacionais sem fins lucrativos deram suporte aos trabalhos oficiais, além das cooperativas, que tiveram papel importante na organização dos setores de pecuária leiteira e de laticínios em muitos países.

O propósito de todos os esforços, públicos e privados, era que o leite de consumo passasse a ter padrões claramente definidos, tornando o produto cada vez mais puro e seguro. Todavia, mais do que as exigências do mercado doméstico, foram o comércio internacional, as exportações de produtos lácteos que impulsionaram as ações em busca de tais padrões. Para alcançar esse propósito, desencadeou-se a criação de importantes fóruns privados, com participação não compulsória, mas que despertaram bastante interesse.

O primeiro foi a Federação Internacional de Laticínios, constituída em 1903 durante o I Congresso Internacional de Laticínios, que se realizou em Bruxelas, na Bélgica. Na oportunidade, discutiu-se também, pela primeira vez mundialmente, o futuro do leite pasteurizado, as tecnologias de pasteurização, o binômio tempo-temperatura ideal, a aplicação prática do processo e a ação do Estado para tornar o tratamento térmico obrigatório em alguns países. Entidade onde a filiação é espontânea e por país, a Federação passou a se destacar nas discussões dos mais variados aspectos da leiteria mundial, assumindo papel fundamental junto à Comissão do *Codex Alimentarius*. Essa Comissão é o fórum para discussão e estabelecimento de normas e padrões para produção, industrialização e comercialização de leite e produtos lácteos.

A Organização das Nações Unidas (ONU) passou a existir oficialmente em 26 de outubro de 1945, constituída por 51 países, substituindo a Liga das Nações, fundada em 1919, que fora incapaz de impedir a deflagração da Segunda Guerra Mundial. Ainda em 1945, em Quebec, Canadá, a ONU criou a Organização das Nações Unidas para a Agricultura e a Alimentação (FAO, na sigla em inglês), como agência especializada em nutrição e com o propósito de estabelecer padrões internacionais para os alimentos.

Três anos depois, em 7 de abril de 1948, a ONU criou uma nova agência, a Organização Mundial da Saúde (OMS), para tratar dos assuntos mundiais relativos à saúde humana e estabelecer padrões para os alimentos, mesmo propósito que já havia definido para a FAO. Após 13 anos de atividades, em 1961, a FAO criou a Comissão do *Codex Alimentarius*. Dois anos mais tarde, depois de várias gestões junto à OMS, a agência de saúde aprovou a iniciativa, considerando-a o melhor caminho para unificar os programas de padronização de alimentos das duas agências. Desses esforços conjuntos, nasceram as normas e os padrões internacionais de alimentos, ou seja, o *Codex Alimentarius*.

Estabelecer normas nacionalmente não é uma tarefa simples. Quando se trata de estabelecer padrões que possam ser válidos e adequados para o mundo inteiro, é possível imaginar as dificuldades enfrentadas pela Comissão, considerando a existência de interesses econômicos muitas vezes conflitantes. Além disso, tais normas não adquirem automaticamente força legal, ficando sempre na dependência de que um ato jurídico interno seja baixado em cada país para oficializá-las. De toda forma, mesmo caminhando devagar, a exemplo de outros acordos internacionais, o *Codex Alimentarius* passou a ser uma referência para a elaboração de regulamentos técnicos de identidade e qualidade em muitos países. Assim, quando a Comissão termina seu trabalho, começa, em cada país, a ação da sociedade civil e do Estado.

OITO

DAS NOVAS EMBALAGENS

AOS REFRIGERADORES

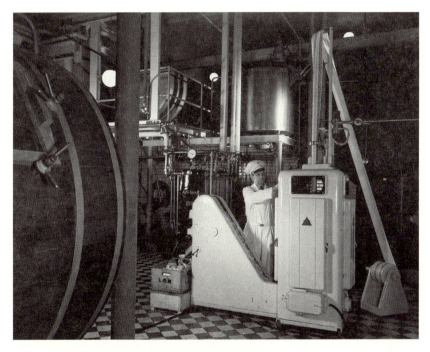

Máquina de embalagem cartonada para leite
(Tetra Pak, Suécia, década de 1950)

A sociedade de consumo de massa, esboçada no final do século 19, mostrou toda a pujança a partir de 1900, tanto na Europa como nos Estados Unidos. Se o século 19 viu nascer as primeiras e mais importantes tecnologias aplicadas ao leite de consumo, principalmente ao leite pasteurizado, o século 20 foi o período de grandes inovações. Estas não só melhoraram a qualidade do leite fluido e ampliaram a segurança do produto, como possibilitaram que seu mercado registrasse, em muitos países, um expressivo crescimento de vendas.

Entretanto, as guerras prejudicariam os países da Europa, teatro de operações das duas conflagrações mundiais, e resultariam na transferência do poder econômico, político e militar do Reino Unido para os Estados Unidos. Mantendo seu território continental intocado e aproveitando todas as oportunidades para se desenvolver e se destacar nesses dois momentos cruciais da história, os Estados Unidos assumiram a vanguarda tecnológica em quase todos os campos, incluindo o dos setores de pecuária leiteira e de laticínios, vindo a ser os líderes na produção de leite de vaca.

A experiência da União Soviética, única que, após a Segunda Guerra Mundial, se mostrou capaz de fazer frente ao poder americano, fracassou antes do final do século 20. Os soviéticos ocuparam a liderança em produção e industrialização do leite por mais de 30 anos. Após a dissolução da União Soviética, porém, em 1991, a atividade leiteira se desestruturou, o mesmo acontecendo nos países que surgiram de sua derrocada – todos, no resto daquela década, assistiram à queda da produção de leite.

Homogeneização

Alguns importantes desenvolvimentos tecnológicos na área de laticínios ainda foram realizados na Europa, no início do século 20, antes da eclosão da Primeira Grande Guerra. O primeiro deles foi a homogeneização do leite, e coube ao francês Auguste Gaulin a invenção do homogeneizador para o produto, por volta de 1900. Anteriormente, o processo fora criado visando a produção de margarina, produto que concorreria diretamente com a manteiga.

A história da margarina começa em 1816, quando o químico francês Michel Eugène Chevreul apresentou à Academia Francesa uma substância gordurosa de origem animal que havia preparado. Era semelhante à manteiga, mas não conseguiu sucesso comercial. Meio século depois, a ideia atraiu o químico Hippolyte Mège-Mouriès, que fora seu aluno. Incentivado por Napoleão III, o mesmo imperador que havia chamado Louis Pasteur para solucionar o problema da deterioração do vinho, Mège-Mouriès inicia, em 1867, o desenvolvimento de um produto que fosse um substituto satisfatório da manteiga.

Na segunda metade do século 19, a Europa estava ávida por gorduras e óleos comestíveis e lubrificantes. O aumento da demanda por lubrificantes refletia o surgimento de novas máquinas e o crescimento das ferrovias, que deles necessitavam, pois os derivados de petróleo ainda não se encontravam disponíveis. O resultado foi que os preços das gorduras animais se elevaram, estimulando a busca de substitutos para a banha e a manteiga.

O objetivo dos experimentos de Mège-Mouriès era descobrir o segredo de como a gordura da manteiga (na verdade, o creme) era produzida naturalmente, para imitá-la artificialmente. O químico francês chegou a pesquisar o sistema digestivo da vaca e veio a concluir que a gordura da manteiga era proveniente da gordura dos tecidos do animal que se transformava sob a ação de enzimas. Posteriormente, descobriu que, derretendo a gordura animal sob baixa pressão, era possível produzir uma substância gordurosa suave, cuja consistência era igual da manteiga e, se emulsificada com leite, tinha sabor parecido. Apesar de deixar a desejar em relação à qualidade do produto inspirador, era uma imitação razoável. Nascia assim, em 1869, a primeira margarina comercial, curiosamente feita a partir de substâncias de origem animal.

Quando, em 1813, Chevreul isolou a substância da gordura animal para produzir a margarina, observou que formava gotas peroladas. Imaginando ser um novo ácido gorduroso, resolveu denominá-lo de *margaric acid*, do grego *margaron*, que significa pérola. Por supor que o extrato de gordura animal utilizado para fazer seu produto continha grande quantidade desse ácido, Mège-Mouriès resolveu chamá-lo de margarina. Posteriormente, a gordura animal, ou banha, foi sendo misturada com óleos extraídos do caroço do algodão, da soja ou de outros grãos, até prevalecer a composição de base vegetal. O produto final com esses ingredientes tinha melhor sabor e era mais barato que o produzido com o concurso das gorduras animais. Para a indústria, independentemente de a origem ser animal ou vegetal, a mistura de tantos ingredientes era extremamente complicada, dificultando a obtenção de um produto homogêneo e de boa qualidade. Além disso, durante muito tempo, a margarina de origem vegetal foi acusada de ser um produto "artificial", com toda a carga negativa que tal denominação tem junto aos consumidores. Mesmo com esses percalços, ela acabou ganhando qualidade com a aplicação da homogeneização no seu processo produtivo.

O engenheiro Auguste Gaulin, outro investigador francês, observou que, com o advento do tratamento térmico do leite e o transporte de produtos lácteos a longas distâncias, a agitação do leite e do creme durante o percurso tornou-se um problema. Para solucioná-lo, em dezembro de 1899, Gaulin obtinha a patente de um homogeneizador com o propósito específico de processar leite. O equipamento de Gaulin consistia de uma bomba de pressão com três pistões, que empurrava o leite através de vários tubos tão finos quanto um cabelo. Uma vez que o equipamento tornava o produto estável pela homogeneização de seus componentes, o produto viria a ser chamado de "leite homogeneizado".

Apesar de o interesse pelo homogeneizador continuar voltado para aplicação em certas misturas, como a margarina, Gaulin continuou a trabalhar no aperfeiçoamento de seu equipamento, sempre visando à homogeneização do leite e de seu creme. Usando o microscópio, ele chegou à conclusão de que os glóbulos de gordura do leite eram de 500 a 600 vezes menores do que o diâmetro do orifício de seus tubos. Se a homogeneização ou a redução do tamanho dos glóbulos ocorria, era por outro motivo. Na realidade, o leite tornava-se mais homogêneo devido ao atrito do produto nos tubos, descoberta que se tornou a base de seu desenvolvimento posterior.

Em julho de 1902, Auguste Gaulin finalmente conseguiu seu objetivo ao obter uma nova patente de homogeneizador de leite, este, sim, baseado no princípio que é aplicado nos modernos homogeneizadores em uso na indústria de laticínios. Os glóbulos de gordura eram esmagados e, por serem suficientemente pequenos, eram incorporados aos outros elementos constituintes do leite, sem possibilidade de se separar ou se aglomerar novamente.

As informações sobre a disseminação da homogeneização na indústria de leite pasteurizado mundial são escassas. Provavelmente, sua introdução comercial ocorreu na França, no início do século 20, alcançando rapidamente a Alemanha, outro país onde a tecnologia havia sido desenvolvida. Antes de 1927, o leite homogeneizado já era vendido em consideráveis quantidades nos mercados da Bélgica e da Inglaterra. Nesses países, muitas residências passaram a utilizar o leite homogeneizado regularmente, também por ser um modo de impedir que os empregados domésticos retirassem a gordura do leite antes de servi-lo.

No continente americano, a introdução do processo de homogeneização foi mais lenta, mas, ao longo do século 20, o leite fluido de consumo homogeneizado passou a dominar o mercado dos países desenvolvidos. A aplicação do processo se estendeu à indústria de sorvetes (1915-1920), ao leite evaporado, ao leite em pó e, finalmente, ao leite ultrapasteurizado (longa vida), que surgiria nos anos 1960. Todavia, do desenvolvimento tecnológico ao mercado de leite fluido, a homogeneização enfrentou um difícil percurso. Afinal, se os consumidores já haviam reclamado da pasteurização pelos prejuízos causados na linha de creme (que era visível no gargalo da garrafa de vidro), é fácil imaginar sua rejeição à homogeneização, que significava a desaparição definitiva daquela linha. Não por acaso, a reação inicial de muitos consumidores ao leite fluido homogeneizado era que provavelmente o produto tivesse sido fraudado.

Pasteurização

Se a homogeneização havia sido uma conquista importante, os processos de pasteurização continuavam deficientes, mesmo sabendo-se que a eliminação dos micro-organismos patogênicos dependia de submeter o produto a uma temperatura elevada, durante certo tempo, o chamado binômio tempo-temperatura. Mas era preciso evoluir, pois, após 40 anos de uso da pasteurização, os processos e parâmetros utilizados não se mostravam mais satisfatórios. Assim, entre meados dos anos 1920 e final dos anos 1930, ocorreriam as pesquisas e os desenvolvimentos tecnológicos que resultaram nos pasteurizadores – estes, a partir dos anos 1940, iriam dominar a indústria de laticínios no restante do século.

Retomou-se o conceito da pasteurização rápida dos primórdios do tratamento térmico do leite, superando suas deficiências pela adoção de sistemas mais eficientes de controle de temperatura, que garantiam a eliminação dos micro-organismos patogênicos, que era seu propósito. Concluiu-se que, para uma pasteurização segura, o leite deveria ser aquecido a 72º C durante 15 segundos. Os investigadores resolveram batizar o novo processo com a sigla HTST, que significa High Temperature Short Time (alta temperatura por um curto período de tempo, em tradução livre). Seria o avanço definitivo dos processos, métodos ou sistemas de pasteurização.

Apesar de os Estados Unidos estarem na vanguarda do desenvolvimento desse novo processo, o primeiro pasteurizador dentro dessas especificações, a placas e regenerativo, foi introduzido na Inglaterra em 1923, ainda sem aprovação das autoridades de saúde daquele país, o que veio a ocorrer somente em 1941. Ao final daquela década, nos Estados Unidos e em vários outros países, as autoridades sanitárias já haviam se convencido da segurança do processo HTST, cuja utilização foi disseminada na indústria de laticínios.

Garrafas de vidro

Tanto na Europa como nos Estado Unidos, até meados dos anos 1880, o leite era distribuído aos consumidores a granel, isto é, o comprador o recolhia em seus próprios recipientes. Esse sistema de distribuição iria mudar com o advento da garrafa de vidro, que veio a se desenvolver simultaneamente nos dois continentes. Entretanto, na disseminação desse novo desenvolvimento tecnológico, os americanos conseguiram uma vez mais superar os europeus, que haviam saído na frente.

Por que bebemos leite **193**

Foi na Inglaterra, em 1864, que George Barhan, filho de um produtor de leite de Londres, fundou a Express Country Milk Supply Company, preocupado com a qualidade do leite que comercializava naquela capital. Na sua opinião, as vacas produziam leite nas cercanias de Londres em áreas limitadas e sem quaisquer condições higiênicas. Assim, como solução, utilizando-se do novo transporte ferroviário, Barhan decidiu trazer leite fresco para Londres de regiões onde a produção era mais apropriada e higiênica. Dentro de sua característica empreendedora, por volta de 1880, a Express Count foi a primeira empresa na Inglaterra a lançar o leite de consumo em garrafa de vidro.

Na América do Norte, o primeiro recipiente de vidro para leite a alcançar sucesso foi desenvolvido por Alexander Campbell em 1878. Era uma garrafa com *design* prático, com tampa de estanho e papel, que aproveitava a experiência de um fabricante de garrafas de cerveja de Nova York, Harry S. Putnam. Campbell fundou a New York Dairy Corporation Ltd. no condado de Orange, pondo em operação a primeira fábrica de engarrafamento de leite dos EUA. Outras máquinas surgiriam, mas, em 1884, o médico Hervey D. Thatcher, de Potsdam, Nova York, desenvolveu aquele que seria o mais conhecido sistema de envasamento, que fez da garrafa de vidro a embalagem mais utilizada para o leite por quase meio século. O sistema de Thatcher era completo. A garrafa desenvolvida por ele tinha tampa de vidro, presa por um arame que a envolvia e a mantinha segura. Abaixo do gargalo, trazia inscrições – "Leite Puro" e "O Protetor do Leite" – e, na parte de trás, havia a indicação do fornecedor "H.D.T. & Co.,

Potsdam, NY". Thatcher também fornecia um equipamento para engarrafamento, com capacidade para encher centenas de garrafas por hora. Seu catálogo ainda apresentava cestas para acondicioná-las e instruções para confecção de caixas ou engradados de madeira.

Por ser quebrável e pelos custos extras que isso acarretava, a garrafa de vidro sofreu oposição, mas, rapidamente, passou a ser utilizada em larga escala na indústria de laticínios, dominando o mercado de leite de consumo até a Segunda Guerra, quando começaram a predominar as embalagens cartonadas e plásticas.

Embalagem cartonada

A primeira tentativa de utilizar fibra de papel em escala comercial para embalar leite de consumo, em substituição à garrafa de vidro, foi feita em 1906 em Los Angeles, Califórnia, EUA, mas não teve sucesso. Apesar do êxito das garrafas de vidro, estas vinham sendo alvo de críticas de médicos e profissionais de saúde americanos, para os quais os recipientes de vidro tinham problemas de higienização e, assim, acabavam sendo condutoras de micro-organismos indesejáveis ou nocivos à saúde dos consumidores.

Do ponto de vista econômico, as garrafas de vidro também apresentavam problemas para as empresas de laticínios. Além dos custos de higienização, as empresas viviam às voltas com o desaparecimento delas nas mãos dos consumidores. Nem mesmo a cobrança por sua retenção conseguiu evitar os desvios. Isso porque esses vasilhames eram utilizados para as mais variadas finalidades, como recipiente para conservas e, por estranho que pareça, como vaso para flores nos cemitérios da cidade.

Em 1915, John van Wormer, de Toledo, Ohio, recebeu patente para uma "garrafa de papel" para leite (posteriormente, uma caixa dobrável), que ele denominou de Pure-Pak. Sua maior vantagem era que a caixa poderia ser entregue plana (fechada), para ser dobrada, colada, enchida e selada na empresa de laticínios. Isso oferecia rendimentos significativos em entrega e estocagem quando comparada ao desempenho das garrafas de vidro. O desafio consistia no *layout* e no *design* do equipamento a ser vendido aos laticínios para formar, encher e selar as embalagens cartonadas. Em 1928, a American Paper Bottle Co. comprou as patentes de van Wormer e a marca Pure-Pak. A empresa construiu suas primeiras seis máquinas de 1929 a 1934, enquanto se esforçava para aperfeiçoar tanto a embalagem quanto os equipamentos – e teve êxito, uma vez que levou dez companhias a introduzi-las no mercado de leite americano.

Apesar do surgimento de outros fabricantes com ofertas diferentes, as embalagens cartonadas não tiveram rápida aceitação em razão de interesses comerciais bem definidos de alguns laticínios. Estes preferiam garrafas de vidro, porque elas criavam uma reserva de mercado na região em que eles atuavam. Dada a reutilização do vasilhame, era exigido um sistema especial de coleta e distâncias menores, o que constituía uma barreira para a entrada de novos concorrentes. Ao contrário, as embalagens cartonadas *one way* permitiam que as empresas aumentassem seu raio de atuação, intensificando a concorrência e pondo fim às reservas de mercado.

Assim, a embalagem cartonada colocou em lados opostos os grandes comerciantes de leite, que a viam como ótima alternativa, e os pequenos laticínios, que vendiam seu leite apenas em garrafa de vidro, considerando a nova embalagem uma ameaça, e não uma oportunidade. Outro fator que explica a relutância dos laticínios à mudança era o considerável parque industrial operando com garrafas de vidro. Além disso, esta embalagem era protegida na maior parte dos regulamentos sanitários, o que garantiu sua supremacia durante muito tempo.

De certa forma, as garrafas de vidro perduraram porque, em meados dos anos 1930, também gozavam da preferência dos consumidores americanos. É o que demonstra uma pesquisa publicada pela revista *Fortune* de outubro de 1935, baseada em 3 mil entrevistas. A pergunta era: "Você preferiria receber seu leite em uma garrafa de vidro, em uma embalagem cartonada ou em uma lata?". As respostas não deixaram dúvidas:

- garrafas de vidro: 88,2%;
- cartonada; 6,0%;
- lata: 1,0%;
- indiferentes: 4,5%;
- não sabe: 0,3%".

Embora as embalagens cartonadas tenham se tornado populares nas décadas de 1930 e 1940, seu crescimento no mercado ocorreu após a Segunda Guerra, pois o conflito criou outras demandas, que restringiram a expansão da utilização desse tipo de embalagem.

Na Europa, a Jagenberg Werke AG, de Dusseldorf, Alemanha, foi a primeira empresa a seguir a tendência americana, desenvolvendo durante a Primeira Guerra uma embalagem cartonada para marmelada, patenteada como embalagem Perga na Inglaterra em 1929 e, um ano depois, na própria Alemanha. Essa embalagem, também feita de papel coberto com parafina, tinha base cilíndrica, topo quadrado e passou a ser utilizada para leite em 1932, com volume de 200 mililitros. Em 1939, cerca de 26 companhias produtoras dessa embalagem estavam instaladas em oito países, entre eles Alemanha, Inglaterra, EUA, Suécia, Canadá e Austrália.

A crise econômica dos anos seguintes pôs fim à distribuição da nova embalagem, que só veio renascer no início dos anos 1950. As questões políticas acabaram por favorecer a utilização das embalagens cartonadas, não apenas a Perga, mas os diversos tipos que já haviam chagado ao mercado europeu. Muitas tubulações foram destruídas durante a Segunda Guerra, prejudicando o suprimento de água aos laticínios e, em consequência, dificultando a limpeza das garrafas de vidro. Por essa razão, o governo passou a favorecer as embalagens cartonadas descartáveis, que dispensavam lavagem e higienização.

Na Escandinávia, na pequena e fria Suécia, Ruben Rausing, pesquisador e empreendedor, foi o principal protagonista no desenvolvimento de embalagens cartonadas para leite. Visionário que era, em janeiro de 1951, decidiu registrar a marca Tetra Pak em 57 países, antes mesmo de possuir qualquer máquina ou embalagem que pudesse ser comercializada em tal escala. Rausing fez mestrado em economia na Universidade Colúmbia, em Nova York, depois de pós-graduado em economia e negócios na Suécia. Eram os anos 1920, um momento efervescente nos Estados Unidos, onde a indústria de produtos de consumo de massa também buscava novas alternativas para embalar alimentos, especialmente o leite fluido.

Quando retornou à Suécia, Rausing desligou-se da companhia em que trabalhava e resolveu tentar a sorte como empresário. Associou-se a Erik Akerlung em sua pequena empresa de embalagens, em Malmo, sociedade instalada em 1929 sob a denominação Akerlung & Rausing (A&R). A sociedade acabou desfeita, mas a A&R continuou interessada na criação de uma embalagem para alimentos líquidos, especialmente para o leite de consumo, tal como as existentes nos Estados Unidos.

Em 1946, a A&R fez o primeiro protótipo de máquina de envase, mas o material apropriado para a embalagem cartonada, então em formato tetraédrico, ainda estava por surgir. Em 1947, as primeiras tentativas de utilização de uma mistura de polystyrene conhecida como S-50, em testes realizados tanto nos EUA como na Suécia, não alcançaram os resultados esperados. Em 1950, a empresa passou a se chamar Tetra Pak, sendo ampliados os esforços em busca de um novo equipamento de envase. Isso veio a ocorrer em 1952, quando ela acabou obtendo sucesso no desenvolvimento do material de embalagem. A máquina Tetra Hedron foi a primeira posta em funcionamento na Lund Dairy Association, nas instalações dessa empresa no sul da Suécia. O produto escolhido foi o creme de leite, em embalagem bastante reduzida, já que continha apenas 20 mililitros do produto. Todavia, logo surgiu um obstáculo quando o S-50 utilizado pela empresa passou a ser confiscado pelo governo americano, das poucas fábricas que o produziam nos Estados Unidos para propósito militares, pois estava em curso a Guerra da Coreia (1950-1953).

No momento em que as reservas de S-50 se esgotaram, surgiu outro material plástico que iria substituí-lo com vantagens – o polietileno. Este material, desenvolvido pelo Grupo Imperial Chemical Industries (ICI) nos anos 1930, ainda não tinha conseguido alcançar o mercado, até os anos 1940, e muito menos seu uso fora associado à embalagem de alimentos. Num golpe de sorte, o polietileno substituiu perfeitamente o confiscado e raro S-50. O Grupo DuPont acabou por adquirir licença da ICI para produção de polietileno e desenvolvimento de equipamentos para aplicação do material, acelerando sua adoção em vários tipos de embalagens.

Para o leite pasteurizado, embora a embalagem regularmente utilizada no mercado fosse de 1 litro, a primeira máquina da Tetra Pak para esse propósito foi de meio litro, porque um tamanho maior poderia trazer problemas de tecnologia e de manuseio. Entretanto, os consumidores não gostavam de adquirir duas delas para obter 1 litro, volume de sua preferência. Assim, não restou à Tetra Pak outra alternativa senão desenvolver um novo equipamento e, assim, em 1957, foi colocada em funcionamento a máquina T-1000, para embalagens de 1 litro, na cidade de Linkoping, também na Suécia. Logo, os varejistas identificariam vantagens nessa opção em relação às pesadas garrafa de vidro.

Com as limitações dadas pelo tamanho do mercado sueco, a Tetra Pak necessitava alcançar outros países, mas, em meados da década de 1950, não dispunha de capital para os investimentos necessários em fábricas fora da Suécia. A solução encontrada para não inibir o crescimento foi a celebração de contratos de cooperação com empresas de países como Inglaterra, Finlândia, França, Holanda, Noruega, Alemanha e Áustria.

Plástico – Garrafa e saco

Na Grande Exposição Internacional realizada em Londres, em 1862, o químico Alexander Parkes tornou público um material plástico derivado de celulose que, uma vez aquecido, poderia ser moldado, mantendo o formato escolhido após resfriado. O material, que ficou conhecido como Parkesine, apesar de sua versatilidade na elaboração de inúmeros formatos, necessitava de matéria-prima cujo custo comprometeria sua utilização. A história do plástico tinha se iniciado, mas seriam necessários quase cem anos de desenvolvimento para que o produto tivesse aplicação em embalagens para leite.

O mesmo material utilizado para revestir as embalagens cartonadas a partir de 1957, o polietileno, logo teria outras aplicações na indústria de embalagens para leite de consumo, como a garrafa plástica (polietileno de alta densidade) e o saco plástico (polietileno de baixa densidade), que foram lançados nos Estados Unidos, em meados dos anos 1960. Lá, diferentemente do que acontecia com a embalagem cartonada, que tentava conquistar os americanos desde os anos 1930, a garrafa plástica teve rápida aceitação. A primeira máquina para fabricação de recipientes plásticos para alimentos líquidos foi apresentada pela empresa W.R. Grace Plastics na Exposição de Fornecedores para a Indústria de Alimentos e de Laticínios, em 1964. No mesmo ano, seis equipamentos foram instalados em usinas de leite dos EUA.

Quando garrafas plásticas maiores – 3,7854 litros (galão) e 1,8927 litro (meio-galão) – foram ofertadas no mercado americano, elas ganharam imediatamente a preferência dos consumidores. Esta foi certamente a principal vantagem competitiva da garrafa plástica sobre a embalagem cartonada entre os americanos. O consumidor passava a comprar leite uma vez por semana, não só em razão dos novos tamanhos ofertados, mas do maior prazo de validade do leite pasteurizado adotado no país. Em 1975, 13 anos depois, o galão detinha 46% do mercado total de leite fluido e o meio-galão, 36%, sendo a participação da embalagem anteriormente dominante, o quarto de galão (0,94635 litro, aproximadamente a embalagem de 1 litro de outros países) havia declinado para 6%.

O saco plástico (*plastic bag, pouch* ou *sachet*) também seria introduzido nos Estados Unidos nos anos 1960, mas não teve o mesmo sucesso por suas limitações em relação às garrafas plásticas. Mas, por seu baixo custo, teve melhor sorte nos países pobres e em desenvolvimento, por que suas empresas de laticínios também queriam se livrar da operação com garrafas de vidro, por causa das dificuldades de controle, das quebras, da lavagem e da higienização. Os consumidores, por sua vez, estavam ávidos, em todo mundo, pelas embalagens descartáveis.

No Brasil, a embalagem de saco plástico foi lançada em 1968 pela Laticínios Poços de Caldas, no mercado de São

Paulo, capital, aproveitando o conhecimento obtido por essa empresa na França, o que acabou resultando, na época, numa associação dela com a Danone francesa. A disseminação do saco plástico no país foi rápida e, em meados dos anos 1970, o leite em garrafa de vidro praticamente já não era mais comercializado no Brasil. Essa situação perdurou até os anos 1990, quando o leite longa vida (UHT), em embalagem cartonada, que havia sido lançado em 1972, passou a dominar o mercado de leite fluido.

Aço inoxidável

Contemporaneamente ao desenvolvimento das embalagens para leite fluido, ocorreram experimentos que levaram à invenção do aço inoxidável, o material mais importante criado para a indústria de alimentos em geral e para a indústria de laticínios em particular. Até o advento do aço inoxidável, as empresas de laticínios enfrentavam inúmeros problemas nas suas operações cotidianas quando da manutenção de equipamentos, silos e instalações e, notadamente, na limpeza e higienização de todos esses itens.

Assim, quando, em 1913, após experimentar diferentes tipos e qualidades de ligas metálicas, Harry Brearley descobriu o aço inoxidável em Scheffield, na Inglaterra, foi saudado no mundo inteiro. Brearley fez seus experimentos incrementando o nível de cromo na liga com o aço tradicional. Com isso, o novo aço, que passou a ser conhecido como inoxidável, exatamente pela sua qualidade de não oxidar ou enferrujar, ganhou excepcional resistência à ação de produtos corrosi-

Por que bebemos leite **203**

vos. Quem tem uma panela de aço inoxidável em casa conhece sua robustez, eficiência e a facilidade com que é lavada.

Para a indústria de laticínios, as qualidades do aço inoxidável tornaram sua aplicação sem concorrentes: dureza, resistência ao calor e à corrosão, passível de ser moldado, aparência estética, fácil manutenção e higienização pós-uso. Por tudo isso, a partir dos anos 1930, no mundo inteiro, o aço inoxidável passou a ser o principal material na fabricação dos equipamentos, silos, tanques, tubulações, válvulas, painéis de controle, plataformas e todos os demais utensílios utilizados na indústria de laticínios e mesmo na atividade primária. Se, hoje, uma fábrica de laticínios moderna fosse desmontada formar-se-ia uma montanha de aço inoxidável. E quanto maior a fábrica, maior seria ela.

Refrigeradores domésticos

A pasteurização do leite, a embalagem inviolável e o aço inoxidável constituíram os maiores avanços para o leite fluido de consumo, propiciando a eliminação dos micro-organismos patogênicos, o prolongamento da vida de prateleira, a segurança na higiene e a garantida da integridade do produto. Entretanto, o leite pasteurizado, para manter suas qualidades microbiológicas originais, ou seja, aquelas com as quais deixou a empresa beneficiadora e foi embalado, deveria ser mantido a temperaturas inferiores a 7 °C. Em fins do século 19 e no início do século 20, isso era praticamente impossível para o consumidor, exceto nos países do hemisfério norte e apenas nos meses mais frios do ano.

Embora a refrigeração artificial já tivesse sendo utilizada na indústria e no comércio de leite e produtos alimentícios perecíveis em fins dos oitocentos, época em que vagões e navios refrigerados já estavam em uso, os consumidores tinham dificuldades para manter tais produtos a baixas temperaturas no ambiente residencial.

A primeira tentativa de solução para suprimento de frio em residências foram as chamadas "caixas de gelo" (*ice boxes*), constituídas de dois compartimentos: um para a colocação do gelo e outro para os alimentos, de forma a promover a necessária refrigeração. Comerciantes de gelo (*icemen*) percorriam as ruas das cidades vendendo blocos de gelo para abastecer as residências. Inconvenientes: dificuldade de abastecimento, falta de controle da temperatura, pouco espaço útil e retirada diária da água do degelo.

A melhor solução encontrada para o drama comum a todas a donas de casa foi o refrigerador residencial. O primeiro equipamento mecânico foi comercializado nos Estados Unidos em 1916, mas, devido a seu alto preço – 900 dólares –, poucos tiveram interesse em adquiri-lo, já que, com os mesmos recursos, era possível comprar um bom automóvel. Seguiram-se muitos outros lançamentos e, em 1919, a General Motors, após comprar a falida Guardian Refrigerator, lançaria seu novo refrigerador, o Frigidaire, uma das marcas que se tornaram famosas no mercado residencial. Em 1918, a Kelvinator lançou o primeiro refrigerador com algum tipo de controle automático. Um dos modelos de 1922 tinha gabinete de madeira, compressor de água gelada, duas bandejas de cubos de gelo e nove pés cúbicos de espaço útil, mas ainda era muito caro: custava 714 dólares.

A cada ano, novos modelos eram oferecidos a um público ávido por novidades em refrigeradores e eletrodomésticos. Especializada em temas históricos, a escritora Barbara Krasner-Khait descreve, com rica informação estatística, o crescimento da refrigeração caseira nos EUA entre 1920 e 1950: "Carroças vendendo gelo tornaram-se coisas do passado. Nos anos 1920, o refrigerador residencial era uma peça essencial dentre os móveis da cozinha. Em 1921, 5.000 refrigeradores residenciais foram fabricados nos Estados Unidos. Uma década mais tarde, esse número cresceu para 1 milhão e apenas 6 anos depois era de aproximadamente 6 milhões. A produção em massa dos modernos refrigeradores começou logo depois do fim da Segunda Guerra Mundial. Por volta de 1950, mais de 80% das fazendas americanas e mais de 90% das residências urbanas tinham refrigerador".

Mais uma vez, o território americano foi favorecido pelo fato de a nova conflagração mundial ter acontecido na Europa, o que manteve seu próspero mercado interno longe dos estragos causados pela guerra. Todavia, com a recuperação dos países europeus e do Japão a partir dos anos 1950, o refrigerador residencial se disseminaria rapidamente em todo o mundo desenvolvido. O problema de conservação de leite e demais produtos perecíveis no ambiente residencial, a temperaturas inferiores a 10 °C, estava definitivamente solucionado. Paradoxalmente, foi nesse exato momento que começaram a surgir os leites de consumo que não necessitam de refrigeração.

NOVE

LEITES QUE DISPENSAM REFRIGERAÇÃO

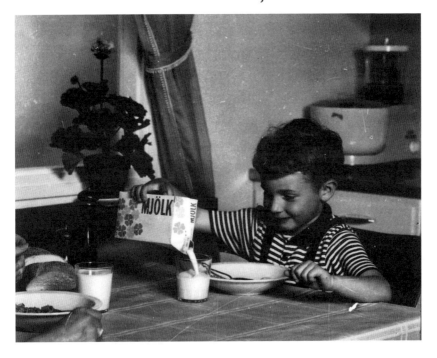

Menino servindo-se de leite longa vida
Embalagem cartonada (década de 1960)

A busca de tecnologias para a conservação de alimentos vem de uma longa tradição na história da humanidade, mas, até o século 20, os alimentos submetidos a processos de desidratação e secagem natural ou artificial, com uso do calor, eram basicamente aqueles que apresentavam baixo teor de umidade. Apesar das histórias de Marco Polo sobre o leite em pó utilizado pelo exército de Kublai Kahn (século 13) e dos experimentos do francês Nicolas Appert (início do século 19), que desenvolveu leite em tablete por meio de secagem pelo ar, outras tentativas viriam a ocorrer somente na segunda metade do século 19.

Curiosamente, as atenções se voltaram para os métodos de Appert, seja quanto à esterilização, seja na desidratação de leite para transformá-lo em pó. Desses processos, poderiam nascer produtos capazes de despertar o interesse da indústria de laticínios.

Este capítulo conta a história do desenvolvimento de outros tipos de leite para o consumo direto, que não necessitam de refrigeração para sua estocagem e distribuição: o leite em pó, o leite esterilizado e o leite ultrapasteurizado (longa vida). Com eles, foi possível superar as dificuldades de estocar o pasteurizado sob baixa temperatura (a ideal é de até 7 ºC). Essa condição se estende a sua distribuição, o que dificulta a comercialização em regiões com deficiência na chamada cadeia de frio (estocagem na origem, transporte refrigerado, estocagem no ponto de venda). Mais ainda: tudo se agrava por causa da baixa *shelf life* (vida de prateleira, literalmente) do produto pasteurizado, que varia de acordo com a qualidade da matéria-prima utilizada no processamento, mas que dificilmente ultrapassa 15 dias (em países desenvolvidos).

Leite em pó

A história do desenvolvimento do leite em pó está intimamente relacionada à história do leite evaporado, concentrado ou condensado. Não só o primeiro é uma segunda etapa ou uma sequência do processamento do segundo, como em ambos a extração de água do leite tem por propósito protegê-lo da deterioração bacteriológica, conferir-lhe mais tempo de validade, facilitando a estocagem e o transporte a longas distâncias.

Tecnicamente falando, a diferença entre o leite em pó e o leite evaporado diz respeito apenas à quantidade de água residual de cada um. No primeiro, quase toda água é extraída; no segundo, apenas parte dela é retirada, de modo que o produto final ainda mantém sua característica fluida, apesar do aumento da viscosidade. Ambos são considerados leites desidratados.

De meados do século 19 até a metade do século 20, o desenvolvimento da indústria de leite em pó seria intensificado por razões de natureza política e econômica. Do ponto de vista político, o leite em pó era um excelente produto, tanto para suprimento das forças armadas em combate quanto para formação de estoques estratégicos em tempo de paz – era o que já havia sido demonstrado pelo leite condensado na Guerra Civil Americana. Do ponto de vista econômico, com o crescimento da produtividade e da produção de leite em diversos países, passou a ser importante encontrar um modo de aproveitar os excedentes de safra ou de mercado e, assim, era fundamental prolongar a vida de prateleira do leite processado para estocá-lo por longos períodos.

Apesar da primazia de Gail Borden no desenvolvimento do leite condensado, seu pedido de patente para um processo de secagem de leite em pó, tanto na Inglaterra quanto nos Estados Unidos, só foi concedido em 1856. Nesse caso, Borden foi precedido por Grimwade que, pioneiramente, obteve sua patente para manufatura em escala comercial de leite em pó em 1855, na Inglaterra. Embora ele seja citado, na maior parte da literatura especializada, como o inventor do leite em pó, não se tem notícia de que seu processo de secagem tenha prosperado na indústria de laticínios.

Nos Estados Unidos, o primeiro leite desidratado com sucesso em escala comercial foi o leite maltado, cujo processo foi inventado em 1883 por William Horlick, de Racine, Wisconsin. O produto, colocado no mercado em 1887, era um leite ao qual se adicionava extrato resultante do processamento do malte de cevada e de pasta de farinha de trigo. Entretanto, as vendas do produto mantiveram-se estagnadas na primeira metade do século 20, tendo atingido seu ápice na

Segunda Guerra. Depois, voltou a perder relevância se comparado ao leite em pó sem aditivos.

A baixa aceitação do leite em pó pelos consumidores que o experimentaram nos primeiros tempos não constituiu barreira ao seu desenvolvimento. Do final do século 19 até 1950, dezenas de patentes de processos e equipamentos para fabricação de leite em pó foram requeridas em diversos países, a maioria delas nos EUA. Isso demonstra que foram muitos os inventores e empreendedores que conseguiram enxergar a potencialidade do novo produto.

Os processos que encontrariam aplicação comercial basearam-se na evaporação da água presente no leite através da aplicação do calor. Dentro desse conceito, o desenvolvimento dos processos de secagem de leite em pó ocorreram, basicamente, em três vertentes, conforme o princípio predominante:

1. secagem do leite através de sua transformação em pasta;
2. secagem do leite utilizando-se cilindros ou tambores aquecidos;
3. secagem do leite através de sua pulverização/atomização (*spray*).

Apesar dos inúmeros desenvolvimentos tecnológicos das duas primeiras vertentes, a terceira foi a que veio a prevalecer. Sua história começa em 1872, quando Samuel R. Percy, de Nova York, patenteou um processo que denominou: "Melhorias em secagem e concentração de substâncias líquidas por atomização", baseado nos princípios do sistema de *spray*. Não se sabe se o invento de Percy chegou a ser utilizado na indústria de laticínios, mas ele passou a merecer lugar de destaque na história da secagem do leite quando registrou o processo que iria dominar o desenvolvimento tecnológico posterior.

O primeiro processo que aplicava o método *spray* à secagem do leite em escala comercial, tal como concebido por Percy, foi desenvolvido e patenteado pelo alemão Robert Stauf, nos Estados Unidos, em 9 de janeiro de 1901. Pelo processo de Stauf, a pulverização do leite era feita na parte mais baixa de uma câmara vertical, como um grande funil. A corrente de ar quente, responsável pela secagem do produto, entrava pela base da câmara. O leite em pó era coletado no fundo dela, enquanto o ar quente e úmido saía pela parte mais alta.

O método mais bem-sucedido na manufatura de leite em pó tornou-se conhecido como processo Merrell-Merrell-Gere (Syracuse, Nova York). O leite parcialmente condensado era aspergido numa câmara através de uma bomba de alta pressão. O ar aquecido e purificado através de finas camadas de algodão, era soprado no interior da câmara ao mesmo tempo. As gotas atomizadas de leite condensado secavam enquanto suspensas. O equipamento era operado em lotes e, a cada hora, o secador era parado para coleta do fino pó no fundo da câmara. Este era varrido pelo operador, que entrava na câmara por uma porta central. Aos inventores desse processo credita-se o desenvolvimento da secagem de leite por pulverizador a bico, que alcançou grande sucesso comercial e impulsionou a manufatura do leite em pó de qualidade. Após a Segunda Guerra, os secadores *spray* dominaram a indústria de laticínios, uma vez que os secadores de cilindro (da segunda vertente) foram incapazes de atender às exigências de baixos custos de operação e manutenção, próprias de um mercado mais competitivo.

Inicialmente, o maior volume de produção de leite em pó era o resultante da secagem do leite desnatado. Isso acontecia porque, em muitos países, os produtos principais da indústria de laticínios eram a manteiga, o creme e o queijo. Uma vez retirada a gordura do leite para a produção desses bens, restava um enorme volume de leite desnatado. Até então, o leite cru desnatado era destinado à alimentação de bezerros e suínos dos próprios produtores de leite ou vendido a propriedades próximas da fábrica. Era uma limitação imposta pelos custos de transportes. Com o crescimento da disponibilidade de leite cru desnatado, reflexo do aumento do processamento de manteiga e creme, essa saída tornou-se inviável.

Na medida em que o leite desnatado não tinha aceitação para consumo humano, era necessário encontrar outra destinação, para tornar viável a exploração dessa atividade. Assim, o leite em pó desnatado passou a suprir não apenas a cozinha residencial, mas se tornou também um importante ingrediente para a indústria de alimentos, especialmente para a indústria panificadora. O leite em pó integral enfrentava um problema de natureza tecnológica: era mais susceptível à oxidação da gordura, enquanto o leite em pó desnatado estava praticamente livre desse perigo. Por isso, a produção de leite em pó integral era limitada e, antes da Segunda Guerra, relativamente estável. Mesmo depois da guerra, o leite em pó desnatado, pela sua maior durabilidade, continuou a ser o preferido quando destinado à formação de estoques estratégicos e à exportação. Todavia, com novas técnicas de fabricação e empacotamento, o velho problema da deterioração do leite em pó integral em razão da oxidação foi resolvido, possibilitando a ampliação de sua vida de prateleira.

Quando a fabricação de leite em pó já estava consolidada dentro da indústria de laticínios, por volta dos anos 1930, os principais países produtores de leites desidratados (condensado e em pó) eram Estados Unidos, Suíça, Austrália, Holanda, Alemanha, Canadá, Inglaterra e Nova Zelândia. Porém, fábricas de leite em pó já haviam sido implantadas em outros países, como Bélgica, França, Suécia, Dinamarca, Itália e, inclusive, o Brasil, onde a Nestlé pôs em marcha sua unidade em 1921. Após a Segunda Guerra, a disseminação da coleta de leite em carros-tanques, em substituição aos latões, trouxe como consequência o investimento em fábricas maiores, que operavam com custos menores por tonelada.

A utilização do leite em pó como leite de consumo exigia a reidratação (diluição em água) do produto. Esse processo podia ser feito na indústria, que então comercializava um novo produto na forma líquida, denominado leite reconstituído ou reidratado. A diluição também podia ser realizada na residência do consumidor. O preparo residencial, no entanto, não era agradável para o consumidor e a situação se complicava pela difícil diluição do produto na sua forma tradicional. Para resolver essa deficiência, nos anos 1950, o engenheiro e David D. Peebles, na época a serviço da Western Condensing Company, desenvolveu um processo denominado de instantaneização. É um procedimento de secagem pelo qual as partículas de leite em pó formam aglomerados maiores e mais porosos, permitindo que um volume de ar seja incorporado a elas. Durante a reconstituição, o ar é substituído pela água, dissolvendo o produto rapidamente, sem formar grumos. Logo, o leite em pó instantâneo, desnatado ou integral, ganharia a preferência do consumidor em relação ao leite em pó tradicional, que passou a ser utilizado quase exclusivamente pela indústria de alimentos.

As vantagens trazidas pela tecnologia de secagem de leite fizeram crescer os volumes produzidos após a Segunda Guerra. Em tempos de Guerra Fria, muitos países estocavam leite em pó em quantidades consideráveis, como recurso estratégico. Mas o produto passou a ser objeto de controvérsias. Os países desenvolvidos, liderados pelos EUA, utilizavam o leite em pó em programas de ajuda humanitária, em países pobres ou em desenvolvimento, sabidamente carentes de todo tipo de alimento, particularmente de proteínas de origem animal. Em 1961, o presidente John Kennedy lançou o programa Aliança para o Progresso, para conter o comunismo, temeroso com o sucesso e com o (mau) exemplo de Fidel Castro em Cuba. Uma das estratégias do governo Kennedy, dentro desse programa, sob a sigla "Alimentos para a Paz", foi justamente distribuir leite em pó em larga escala para países da América do Sul e países pobres de outros continentes.

Se havia dúvidas quanto a sua eficácia política, a iniciativa americana era aparentemente louvável do ponto de vista humanitário. O que se verificou depois, porém, foi que trazia em seu bojo contradições inevitáveis. Primeira: um grande volume de leite em pó entrando gratuitamente em um país desorganizava o mercado e desestimulava o crescimento da produção de leite e o avanço da indústria local.

Segunda: as populações mais carentes não tinham o hábito de consumir leite. Terceira: tratava-se de forte incentivo para o abandono do aleitamento materno, com sérias consequências para a saúde dos lactentes, já em precárias condições nos países pobres.

Não bastassem os danos causados pelo volume distribuído gratuitamente, os problemas eram agravados pela venda de leite em pó com preços subsidiados na origem, sem quaisquer preocupações com as consequências nas economias locais.

Tome-se, por exemplo, o que aconteceu no Brasil, que sempre foi um país com grande potencial na produção de leite a pasto e a preços competitivos. Em 1962, o governo Kennedy enviou ao Brasil, sob a égide do programa Alimentos para a Paz, cerca de 40 mil toneladas de leite em pó. Tal volume, transformado em leite líquido, representava quase 8% da produção nacional, claramente prejudicando o crescimento do setor primário e a própria indústria de laticínios. Esta se encontrava, àquela época, nos primórdios de seu processo modernizador, na esteira do desenvolvimento desencadeado com a implantação da indústria automobilística.

Quanto à ruptura de hábitos alimentares, é interessante o relato do antropólogo americano Marvin Harris, com vasto currículo de pesquisador em países pobres, como Moçambique, Equador, Índia e Brasil. Ele estava em território brasileiro em 1962 quando o país recebeu as 40 mil toneladas de leite em pó dos Estados Unidos. Ao invés de serem gratos pela oferta americana, o que aconteceu foi o contrário. Logo, muitos começaram a reclamar do leite em pó, pois os fazia se sentir mal, ter indisposição estomacal e diarreia. Inicialmente, os funcionários da Embaixada dos Estados Unidos acharam que o problema estava na forma como o produto estava sendo consumido (sem ser reidratado); depois, que os consumidores estavam misturando o pó com água poluída.

Na verdade, o antropólogo apurou: "(...) as pessoas estavam ficando doentes porque costumavam consumir leite muito raramente e em pequenas quantidades, com uma xícara de café, pela manhã. Elas não estavam habituadas a tomar um copo cheio de leite".

Embora ele não tenha explicitado em suas considerações, havia o problema da intolerância à lactose por uma parte da população que não tinha origem europeia. Segundo ele, "os brasileiros, especialmente os mais pobres, que eram justamente os que recebiam a doação, eram uma mistura genética de descendentes de africanos e índios, tanto quanto de imigrantes europeus. É importante ter em mente que muitos africanos não tinham qualquer tradição de beber leite, enquanto os índios do continente americano, sem exceção, não estavam familiarizados com essa prática antes da chegada dos europeus com seus animais domesticados".

O que ocorreu no Brasil deve ter se repetido em outros países subdesenvolvidos. Independentemente da questão da intolerância à lactose, que algumas pessoas relevam, a ação americana mostrava pouco apreço a cultura, tradições e hábitos alimentares de outros povos. Mas o que realmente criou má imagem para o leite em pó foram as chamadas fórmulas infantis. Tais fórmulas popularizaram-se nos anos 1950 e, embora objetivassem atender às mães que não podiam amamentar, o fato é que se passou a acreditar que se tratava de uma alternativa mais moderna e superior ao leite materno.

Para evitar a disseminação do uso inadequado do leite em pó pelas mães, a Organização Mundial da Saúde (OMS) emitiu um código de conduta, em 1981, regendo a promoção de fórmulas infantis, denominado Código Internacional da Comercialização dos Substitutos do Leite Materno. Para uma ideia de seu escopo e das preocupações dos legisladores, vale destacar algumas de suas recomendações: "Os fabricantes e os distribuidores não devem fornecer, diretamente ou indiretamente, a mulheres grávidas, mães ou aos membros de suas famílias, amostras dos produtos dentro do escopo deste código. Os rótulos devem ser desenvolvidos para fornecer a informação necessária sobre o uso apropriado do produto, e de modo a não desencorajar o aleitamento materno. Nem a embalagem nem o rótulo devem ter figuras de crianças, nem devem conter outras figuras ou texto que possam idealizar o uso da fórmula infantil. Os termos 'humanizado', 'maternizado' ou similares não devem ser usados".

A despeito das controvérsias que acompanharam a comercialização das fórmulas infantis, os equipamentos para fabricação de leite em pó continuaram a evoluir. Fábricas de concentração e secagem de leite e soro de leite existem em vários países, e os produtos desidratados resultantes são utilizados como insumo nos mais variados segmentos da indústria de alimentação, sendo componente importante na formulação de sorvetes, biscoitos, chocolates, embutidos e outros. Além disso, surgiram os chamados concentrados proteicos, à base de soro de leite, que são utilizados inclusive na indústria farmacêutica.

Leite esterilizado

Com a pasteurização e o envasamento em embalagem inviolável, o consumidor estava protegido dos micro-organismos patogênicos eventualmente presentes no leite cru, sem alteração substancial nas características organolépticas originais. Com a secagem do leite e a oferta de leite em pó, também livre dos micro-organismos patogênicos, o consumidor podia estocar o produto por um longo período, sem necessidade de refrigeração. O leite em pó, por sua vez, apesar do longo período de validade, sofria no processo de desidratação e secagem alterações nas características organolépticas do leite, além de ter que ser reidratado antes do consumo. O leite evaporado ou concentrado, tecnicamente considerado um leite desidratado e esterilizado, também necessitava ser dissolvido em água antes de ser consumido.

O próximo desafio tecnológico era conseguir um processo em que o leite estivesse pronto para ser consumido, sem necessidade de refrigeração durante o período de estocagem. Além disso, teria que ser um produto com vida longa na prateleira, sem o inconveniente da preparação exigida pelos leites evaporado e em pó. Foi nessa linha que José María Rosell, diretor do Instituto de Lactologia Rosell de Túy (Pontevedra), na Espanha, um defensor do leite esterilizado, observou, em 1957: "O leite pasteurizado, se bem que tenha resolvido o problema de diminuir as infecções e epidemias de origem láctea, tem os inconvenientes de sua pouca duração, da necessidade de ser adquirido ou distribuído diariamente e da insegurança, especialmente em tempos de calor (...)". (M. E. Schulz)

Outros cientistas e empreendedores pensaram da mesma maneira e, assim, dedicaram-se ao desenvolvimento do primeiro leite fluido pronto para beber, sem necessidade de ser conservado sob refrigeração, nem de preparo prévio e que tivesse longa vida de prateleira. O novo produto seria precisamente o leite esterilizado em garrafa de vidro. O desenvolvimento dos processos e equipamentos de esterilização de leite ocorreu concomitantemente com os esforços voltados à aplicação da pasteurização. Diferentemente deste último processo, a esterilização visava eliminar todos os micro-organismos existentes no leite cru, e não apenas os patogênicos.

Uma das primeiras tentativas de produzir leite esterilizado ocorreu em 1886, como já vimos, quando o químico austríaco Franz von Soxhlet propôs em Munique, na Alemanha, que todo leite destinado à alimentação infantil deveria ser isentado de micro-organismos. Para alcançar esse propósito, sua técnica consistia em colocar 10 garrafas de leite em um equipamento especial durante 30 minutos, à temperatura de 100 ºC. A essa temperatura, o máximo que se conseguiu foi ampliar o prazo de conservação do leite, com eliminação de seus micro-organismos patogênicos; mas sem eliminar os esporos capazes de deteriorá-lo. Assim, a tentativa de Soxhlet em busca de um leite esterilizado fracassou.

Franz von Soxhlet era PhD em química e havia dado uma grande contribuição ao leite, ao descrever, em 1893, as diferenças químicas entre o leite humano e o de vaca. Foi também o primeiro a isolar as proteínas do leite (caseína, albumina, globulina e lactoproteína), tendo descrito ainda a lactose presente no produto. Apesar de tanta qualificação, tudo indica que Soxhlet desconhecia os resultados dos experimentos levados a efeito pelo físico inglês John Tyndall entre 1876 e 1877, demonstrando que algumas bactérias podiam ser resistentes ao calor, formando estruturas diferentes, passíveis de observação ao microscópio. Em razão dessas formas de resistência de alguns micro-organismos, conhecidos como esporos, infusões podiam ser mantidas em temperatura de fervura por muitas horas e, ainda assim, apresentar micro-organismos capazes de proliferar.

Tyndall provou conclusivamente a influência tanto da duração como da intensidade do calor na eliminação dos micro-organismos. A questão era descobrir, então, qual o binômio tempo-temperatura capaz de eliminar os esporos do leite de forma a torná-lo um produto totalmente estéril. Foi nessa direção que se desenvolveram as pesquisas e os equipamentos para esterilização do leite de consumo.

No período de 1934 a 1953, inúmeras patentes de processos e equipamentos para esterilização do leite por injeção indireta de vapor (contato do leite com uma superfície quente) foram requeridas nos Estados Unidos, cada uma propondo algum tipo de aperfeiçoamento. Na verdade, a designação "leite esterilizado" era normalmente aplicada ao leite que tivesse sido tratado à temperatura mínima de 100 °C, em vários intervalos de tempo, mas capazes de matar todos os micro-organismos durante o processo, tornando o leite bacteriologicamente estéril (Graham Selby Wilson). Mas o custo e o peso das garrafas de vidro continuavam a ser características restritivas. Basta mencionar que uma garrafa de vidro de meio litro pesava 480 gramas, enquanto a de 1 litro alcançava

740 gramas. Mesmo que tais pesos tenham sido reduzidos posteriormente, ainda continuaram altos.

O fato é que, se o leite esterilizado tinha superado os inconvenientes do leite pasteurizado quanto à deterioração fora dos ambientes refrigerados, os consumidores não apreciavam suas características mais marcantes: a cor de caramelo e o sabor de cozido ou queimado. Não havia muito a ser feito, pois esses resultavam das altas temperaturas e do longo tempo de retenção para o aquecimento necessário à eliminação dos micro-organismos. Assim, apesar de todas as tentativas da indústria de laticínios, o leite esterilizado não resultou em sucesso comercial, tendo sido necessário esperar uma evolução que conferisse ao leite um sabor mais agradável.

Leite ultrapasteurizado

Um dos maiores pesquisadores de leite esterilizado, H. Burton, em um de seus trabalhos, relata brevemente a introdução da esterilização UHT no continente europeu, onde seria desenvolvido o leite longa vida: "O uso do processo UHT [Ultra High Temperature, na sigla em inglês ou Ultra Alta Temperatura, em português] como é hoje conhecido, começou no final dos anos 1940, na Europa, como resultado de dois eventos distintos. O primeiro foi o desenvolvimento de esterilizadores UHT de tubos concêntricos por Gebr. Stork & Co. Apparatenfabriek, de Amsterdã, Holanda. O segundo foi o desenvolvimento do sistema UHT, sistema de uperização do leite por injeção de vapor, pelas empresas Alpura AG e Sulzer AG, na Suíça".

Na verdade, a primeira era uma empresa de laticínios e a segunda, uma empresa de equipamentos que, trabalhando juntas, propiciaram o lançamento na Suíça, em 1953, do leite ultrapasteurizado, utilizando a combinação do processo de uperização UHT (esterilizar com injeção de vapor a alta temperatura) e latas assépticas. Tudo indica que o sistema de uperização UHT era suíço, mas as máquinas de enlatamento asséptico teriam sido importadas dos Estados Unidos, onde estavam comercialmente disponíveis por volta de 1950 (conhecidas como Martin-Aseptic Canning).

O propósito do processamento UHT era tornar o leite "comercialmente estéril", o que significa que, apesar de alguns micro-organismos sobreviverem ao tratamento térmico, estes não eram capazes de crescer em condições normais de estocagem do produto (temperatura ambiente) e deteriorá-lo. Entretanto, uma vez aberta a embalagem, como o leite não contém conservantes, ele pode se deteriorar por efeito de recontaminação – por isso mesmo a recomendação de ser mantido em geladeira.

Embora não seja possível estabelecer com precisão a data em que a sigla UHT passou a ser utilizada, estava iniciado o processo que viria a ser conhecido inicialmente como esterilização UHT – Ultra High Temperature. No futuro, a denominação correta, ultrapasteurizado, passou a ser mais utilizada para indicar que o produto tinha sido submetido a processo de ultrapasteurização (longa vida = processo UHT + embalagem asséptica, cartonada ou de plástico). Alguma confusão seria criada com a denominação comercial do leite esterilizado, que, embora visasse o mesmo propósito, era um produto bem diferente do leite ultrapasteurizado (longa vida).

Antecipando-se ao que afinal ocorreria na década seguinte, M.E. Schulz faz a seguinte observação sobre o envase de leite esterilizado: "Para as empresas produtoras de leite estéril, que têm tido elevados gastos com transportes, uma embalagem barata de papel [cartonada] é o mais desejável, como foi já introduzida para o leite pasteurizado. Atualmente, ainda não se pode realizar o envase de leite estéril nesses tipos. Todavia, deve-se insistir em continuar investigando esta possibilidade, já que significaria uma considerável redução de custos de produção".

A colaboração da suíça Alpura AG com a sueca Tetra Pak AB para o desenvolvimento de um sistema de embalagens cartonadas assépticas iria alcançar esse propósito. Para a empresa da Suécia, que já vinha trabalhando com embalagens para o leite pasteurizado, as embalagens assépticas constituíam uma ampliação de seus negócios, apenas com maiores desafios.

Depois de muitos esforços, a embalagem mais conhecida do leite longa vida veio à luz em 1961, ano em que a Tetra Pak uniu os conceitos de ultrapasteurização à embalagem asséptica cartonada. Essa embalagem, que protegeria o leite sem necessidade de conservantes ou refrigeração, era formada por sete camadas, produzidas a partir de bobinas compostas de papel, polietileno e alumínio, para impedir a entrada de luz, água, ar e micro-organismos. O produto se tornou o maior avanço tecnológico registrado no segmento de leite líquido: o leite ultrapasteurizado, também conhecido e comercializado como leite UHT e popularizado como leite longa vida, logo se disseminaria pelo mundo, alcançando o sucesso que a lata não havia conseguido.

O processo de ultrapasteurização, aplicado na produção de leite longa vida, nada mais era do que uma evolução dos conceitos enunciados por Pasteur e seus seguidores. A longa vida conferida ao leite é o resultado de um tratamento térmico especial que inverteu o binômio temperatura-tempo (72 °C a 75 °C, durante 15 a 20 segundos) utilizado na pasteurização. Aumentou-se a temperatura e reduziu-se o tempo de exposição do leite ao calor (130 °C a 150 °C, por alguns segundos). Com essa mudança, revolucionou-se o conceito de leite fluido de consumo. Como os microorganismos do leite cru que poderiam transmitir doenças ou deteriorá-lo são eliminados e o produto é embalado em uma embalagem asséptica (sem ar e sem luz), o leite longa vida pode ser transportado e mantido fora da geladeira por longo período (em geral até 180 dias). E tudo isso sem uso de nenhum tipo de conservante.

Outras empresas de equipamentos de envase e embalagens descartáveis elegeram essa nova categoria de leite de consumo para foco de suas pesquisas e seus negócios. Na história recente, destaca-se dentre elas a SIG Combibloc. Apesar de ter sido constituída em 1853, para fabricação de vagões ferroviários, ela entrou no mercado de embalagens para produtos líquidos, como leite, sucos, sopas e molhos, em 1989 quando adquiriu a empresa PKL (Papier- und Kunststoff-Werke Linnich). O fato é que o processo asséptico para o leite de consumo, com suas embalagens leves e práticas, consagrou-se na Europa de onde, a partir da década de 1990, iria revolucionar o mercado de leite fluido e a indústria de laticínios em vários países.

A despeito desse sucesso e tal como aconteceu no surgimento de outras tecnologias (pasteurização e homogeneização), o leite longa vida foi objeto de muitas críticas. A principal era que seria de qualidade inferior ao leite pasteurizado (ou ao leite cru), por usar matéria-prima de má qualidade. Na realidade, acontece algo bem diferente, pois a tecnologia de ultrapasteurização é exigente quanto à qualidade da matéria-prima. Leite de baixa qualidade resulta em perdas econômicas significativas no processo produtivo, porque os equipamentos precisariam de limpeza e higienização em curtos intervalos de tempo. Se essa operação de limpeza precisasse ser repetida várias vezes ao longo de um dia de produção, tornaria antieconômico o uso de leite cru de baixa qualidade. Assim, onde começa a ser produzido (Espanha e Brasil são exemplos), o leite longa vida promove a melhoria da qualidade do leite cru.

Por outro lado, o tratamento térmico, ao eliminar todos os micro-organismos deteriorantes e patogênicos do leite cru, impede que ele se estrague mesmo quando posto à venda em temperatura ambiente. Não teria sentido usar conservantes, que encareceriam o produto final mas nada de positivo acrescentaria a ele. Além disso, o produto é envasado em embalagem asséptica justamente para evitar a ação de vetores da deterioração, como ar e luz. Portanto, não são utilizados conservantes no processamento do leite ultrapasteurizado. O uso eventual de estabilizantes não visa conservar o leite longa vida, mas tem objetivos bem diferentes: (a) estabilizar as proteínas, evitando a sedimentação nas superfícies dos trocadores de calor durante o processamento; (b) evitar a desestabilização proteica do produto durante o período de validade.

A ultrapasteurização é frequentemente acusada de eliminar todos os micro-organismos, incluindo lactobacilos, que poderiam ser benéficos à saúde. Comparativamente, aconteceria o contrário no caso do leite pasteurizado, que manteria os "lactobacilos vivos" e, consequentemente, ajudaria no "equilíbrio da flora intestinal", a exemplo do que ocorre com a ingestão de iogurtes e leites fermentados. Pesquisa científica mostra que o número de lactobacilos que sobrevivem ao tratamento térmico da pasteurização é extremamente baixo, sem capacidade para provocar os efeitos desejados na flora intestinal. Para uma ideia da concentração necessária: os iogurtes precisam conter no mínimo 10 milhões de micro-organismos por mililitro para que tenham propriedade benéfica para a saúde. O leite pasteurizado está muitos zeros longe disso, não tendo qualquer efeito probiótico.

Outra crítica ao leite UHT é que o processo de tratamento térmico provoca perdas de nutrientes normalmente presentes no leite cru. Como se sabe, todo beneficiamento ou processamento de alimentos, por mínimo que seja, impõe perdas de nutrientes em relação ao seu estado natural, antes de tratado termicamente. Com o leite não é diferente quando submetido aos processos de pasteurização, ultrapasteurização ou desidratação. A questão é se as vantagens obtidas pelo beneficiamento ou processamento superam as perdas que esses tratamentos causam. No caso do leite, independentemente do tratamento térmico utilizado, as vantagens superam largamente as perdas.

O leite é um alimento importante do ponto de vista nutricional como fonte de proteínas de alto valor biológico, essenciais ao crescimento, ao desenvolvimento e à manutenção da saúde. Fornece, ainda, boa parte da energia, do cálcio e do fósforo necessários ao organismo. Entretanto, se não for tratado e embalado adequadamente, deteriora-se rapidamente, além de se tornar veículo de transmissão de doenças, como tuberculose e brucelose. O emprego de altas temperaturas para segurança ou conservação do leite está fundamentado nos efeitos deletérios que o calor tem sobre os micro-organismos. A literatura científica indica que qualquer alteração sobre as proteínas em função do tratamento térmico (ultrapasteurização ou pasteurização) não tem relevância nutricional. Os trabalhos científicos indicam ainda que não há alteração na disponibilidade desses nutrientes presentes no leite após o tratamento UHT.

As perdas de vitaminas, tanto na ultrapasteurização como na pasteurização, são bem próximas. Além disso, a quantidade de algumas delas no leite é muito pequena, não sendo ele considerado fonte primária de vitaminas como a C e a B6. Crianças com mais de 2 anos, por exemplo, podem, para atender à sua necessidade diária de vitamina C, consumir apenas uma laranja pequena ou mesmo meia goiaba. Por outro lado, para suprir as necessidades de vitamina B6 apenas com leite, seriam necessários 8 litros de leite por dia. É mais uma evidência de que o leite, embora as contenha, não é um alimento apropriado para quem está em busca de tais vitaminas.

Finalmente, o alumínio da embalagem cartonada não tem contato com o leite, porque é revestido por uma camada de polietileno. O que não tem impedido críticas – improcedentes como as demais – ao leite longa vida em razão desse componente. Além disso, as embalagens de leite longa vida, cartonadas ou plásticas, são totalmente recicláveis, existindo várias tecnologias disponíveis para isso.

Os consumidores estão ávidos por inovações que atendam a seus desejos, melhorem sua alimentação, contribuam para a boa saúde e facilitem sua vida, com mitigação dos efeitos sobre o ambiente. Os produtos alimentícios minimamente processados que conseguirem atender a esses múltiplos propósitos, certamente terão êxito. Talvez esta seja a melhor explicação para o leite longa vida ter alcançado tanto sucesso.

DEZ

SUSTENTABILIDADE

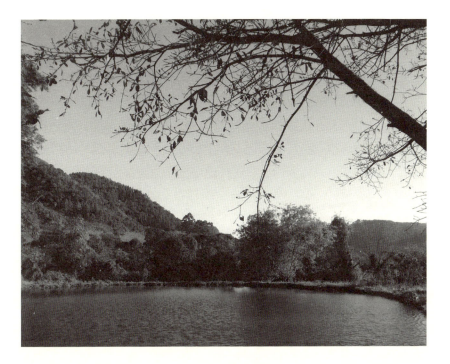

Lago em fazenda de leite
O cuidado com a qualidade da água e de seu uso racional é um
dos requisitos mais importantes para uma produção sustentável

A vida é sustentada pelos movimentos de matéria e energia. A matéria pode ser transformada em energia, e esta pode ajudar a produzir novos materiais pela transformação dos já existentes. A energia pode assumir diversas formas, sendo muitas vezes possível convertê-las entre si, a exemplo da energia mecânica das águas de um rio ser transformada em energia elétrica. Para haver vida deve haver movimento de energia, desde aquela contida nos componentes dos alimentos (proteínas, gorduras, açúcares) – utilizada por nossos corpos para se manter vivos e ativos – até a gerada pela queima de combustíveis – que usamos para nos mover e iluminar a vida.

Para obter suprimento adequado dessas fontes de energia, os povos, nas diversas regiões do mundo, têm explorado materiais ou recursos naturais de forma crescente e com tamanha voracidade que muitos deles talvez se esgotem antes do que imaginávamos. O crescimento acelerado, e pobremente planejado, de países com enormes contingentes populacionais, como China e Índia, também tem contribuído para a degradação ambiental com intensidade sem precedentes na história. Por essas razões, as preocupações com o meio ambiente, iniciadas com um punhado de excêntricos, passaram a sensibilizar grupos cada vez mais amplos. Da proteção às baleias e a outras espécies em perigo de extinção, chegamos rapidamente ao temor de mudanças climáticas de grande magnitude que irão afetar a todos indistintamente, estejam onde estiverem na face da Terra – ainda que algumas regiões venham a ser mais afetadas.

Não se trata mais (como se pensava) de alguns jovens aparentemente desocupados a bradar pela salvação do planeta. Conforme bem enfatizou o especialista em Ciência Ambiental e economista Andrei Cechin, "a expressão 'salvar o planeta', bastante usada atualmente, revela uma visão equivocada do problema. O planeta continuará a existir por muito tempo após a extinção da espécie humana. Não é a Terra que está correndo perigo em razão dos atuais problemas ambientais, como aquecimento global, erosão da biodiversidade ou escassez e degradação dos recursos hídricos. O que está em jogo é a possibilidade de a espécie humana evitar a aceleração de sua própria extinção, que poderá ocorrer por causa da depredação dos ecossistemas vitais para ela". Ou seja, a ideia de sustentabilidade deve ser associada à variável tempo: algo que poderia ser dito "sustentável" por dez anos, pode não sê-lo em cem anos.

Qual seria nossa janela temporal? Por quanto tempo pensamos que durará o impacto de nossas ações? Haveria condições de calcular e modelar o impacto de nossas ações sobre o planeta ao longo de vários períodos de tempo, considerando a enorme variabilidade de nossa biosfera, bem como as incertezas associadas à medição dos processos da vida? Tudo isso representa enormes desafios à humanidade e ao conhecimento científico existente.

Não se pode agir em prol de um planeta sustentável apenas impedindo que novos contingentes de pessoas e países queiram participar dos benefícios alcançados pelos países desenvolvidos. Porém, os modelos desses países têm se mostrado inviáveis e, assim, além da necessidade de serem urgentemente melhorados, não deveriam ser replicados nos países em desenvolvimento ou pobres. Todas as nações, em graus variados, precisam promover enormes mudanças na maneira de gerar energia (mais fontes renováveis) e consumi-la (maior eficiência energética).

Durante um longo tempo, tudo parecia correr bem. Agora se sabe que os modelos de exploração baseados em remoção de florestas, destruição da diversidade, energia advinda de materiais fósseis e uso desmesurado da água, prevalentes em escala crescente desde fins do século 18, adotam práticas e processos insustentáveis. Assim, acabarão por inviabilizar a agricultura, a pecuária e a indústria, resultando em grande impacto negativo para diversas formas de vida, inclusive a humana.

Existem várias definições de sustentabilidade. Uma das mais conhecidas é a da Comissão Mundial do Meio Ambiente e Desenvolvimento. Esse órgão da ONU preconiza (1987) que desenvolvimento sustentável é aquele que "atende às necessidades da população atual sem comprometer a capacidade das gerações futuras no atendimento de suas próprias necessidades". Como toda definição, pode não ser completamente objetiva, uma vez que pouco diz sobre o que seriam as tais "necessidades" atuais e futuras, mas parece satisfatória para iniciar e motivar os debates.

Há muitas controvérsias sobre o que realmente seria a sustentabilidade, mas a verdade é que não é possível um crescimento ilimitado. Primeiro, porque o planeta é finito e, por isso, não dá conta de estender certos padrões de consumo a todos os seus habitantes. Segundo, porque permanecem alheios ao tema milhões de habitantes que têm desafios mais urgentes a enfrentar, especialmente em países da África e do sul da Ásia. São pessoas que lutam pela mais básica sobrevivência, sem dispor de energia elétrica, com água potável escassa e frequentemente contaminada, e buscando alimentos em espaços cada vez mais disputados. Não é fortuita, portanto, a ocorrência de inúmeros conflitos armados nessas regiões.

Por tais razões, o problema da sustentabilidade tem sido posicionado em plano superior, de forma a induzir a necessária macrovisão para esse complexo problema global. Contudo, essa abordagem faz parecer que ações individuais ou mesmo de alguns grupos mais numerosos não teriam impacto algum nos destinos do mundo. Isso, misturado a uma avalanche de discussões principalmente sobre o papel do homem nas mudanças climáticas, leva as pessoas a um estado de apatia e impotência: quem sou eu, na minha insignificância, para lutar contra a natureza, sendo tais mudanças geradas pelos homens ou não?

Existe, entretanto, um plano mais baixo (micro), no qual podemos, sim, desenvolver comportamentos e ações que podem tornar nossa vida, atividade, comunidade e nosso espaço mais sustentáveis. Não é difícil entender a diferença entre esses dois planos, mesmo porque o contexto macro resulta essencialmente da soma dos micros, o que os torna interdependentes.

À exceção dos ativistas e dos profissionais envolvidos nas questões climáticas e da sustentabilidade, pouca gente ouviu falar de um país chamado Tuvalu. Ele se constitui de pequenas ilhas na Polinésia, a 4.000 quilômetros a nordeste da Austrália, e foi criado há apenas 37 anos, ao se tornar independente do Reino Unido. Devido ao aquecimento global, que está causando a elevação mais rápida dos oceanos, Tuvalu corre o risco de desaparecer submerso pelas águas do mar, do qual, aliás, tira grande parte de seus alimentos. O problema é que uma porção expressiva das ilhas que o compõem tem cerca de 7 metros de altitude em relação ao nível do mar. Toda a água que circunda esse arquipélago polinésio passou a ser uma ameaça para sua pequena população, que mal chega a 10 mil habitantes.

Por isso, Tuvalu tem feito muito barulho nos fóruns internacionais sobre mudanças climáticas, aquecimento global e sustentabilidade. O objetivo dos tuvaluanos é sensibilizar ativistas e governantes dos países que supõem serem os responsáveis pelo seu futuro desaparecimento. Clamam para que reduzam a emissão de gases de efeito estufa, que são a causa da elevação das águas oceânicas. Este é um exemplo notório do que seria o plano macro, porque a solução está completamente fora da alçada e das possibilidades efetivas do país para mudar aquilo que levará ao seu desaparecimento.

Tuvalu tem problema de abastecimento de água potável, agravado por secas prolongadas, mas isso tem solução através de usinas de dessalinização da água do mar. Pode ser caro, pode ser difícil, mas é uma solução doméstica e possível. Neste plano micro, muitas outras coisas podem ser feitas por diversos países, comunidades e pessoas, que, apesar de não serem totalmente independentes do plano macro, podem ser iniciadas de forma a contribuir positivamente com ele.

O maestro Tom Jobim, grande compositor, arranjador e poeta, dizia que o pintor universal é aquele que pinta bem o seu quintal. Isso, na verdade, se aplica a tudo. É no nosso quintal, no plano micro, que muito precisa ser feito para tornar nosso estilo de vida mais sustentável. Cuidando bem do nosso quintal, poderemos dar uma importante contribuição para soluções no plano macro.

Além do mais, não deveríamos destruir as bases de nossa própria existência – o que frequentemente ocorre das formas mais ignorantes, mas não necessariamente maldosas. Começando pelas pessoas, existem inúmeros exemplos. Quem joga lixo nas ruas está contribuindo para danificar os sistemas públicos de escoamento da água de chuva e, ao mesmo tempo, poluindo os rios para onde esse lixo é levado. Ao poluir química, física e biologicamente os rios e mananciais de água, está reduzindo as alternativas de coleta de água para tratamento e seu uso no abastecimento da população, com impactos negativos principalmente na saúde pública. Quem permanece meia hora tomando banho está consumindo uma água cada vez mais escassa, porque as fontes que abastecem os reservatórios destinados ao fornecimento de água tratada são mais demandadas e, quando isso ocorre, é em velocidade cada vez menor do que a demanda.

Que influência têm as mudanças climáticas nesses comportamentos ignorantes, irracionais e em suas consequências nefastas? Nenhuma. Existem vários exemplos a demonstrar que grande parte dos problemas relativos à nossa própria sobrevivência nos estilos e maneiras a que estamos acostumados, não tem nenhuma relação com as mudanças climáticas, com a elevação dos mares ou com a produção de gases de efeito estufa. Sem renunciar ao papel de cidadãos no plano macro, é na solução desses problemas que deveríamos focar nossas atenções, mediante ações locais concretas e efetivas.

Vamos nos ocupar do leite, mostrando que existe um enorme espaço de melhorias no seu ciclo de vida, bastando dar mais atenção ao plano micro e recorrendo ao conhecimento acumulado e às tecnologias disponíveis. Além disso, dadas as múltiplas complexidades socioeconômicas, ambientais e a própria extensão da cadeia do leite do campo até a mesa, isso pode constituir excelente modelo de estudo para várias questões do desenvolvimento sustentável.

Dessa forma, mediante uso educado de bons modelos de produção e consumo, o setor lácteo de vários países tem amplas condições de contribuir exemplarmente para o desenvolvimento sustentável global. Isso é válido especialmente para o Brasil, tendo em vista sua riqueza e diversidade de recursos naturais (notadamente a água) e seu potencial para acomodar processos sustentáveis e a própria pujança de sua ainda jovem sociedade. De fato, exemplos recentes mostram que a cadeia de lácteos pode contribuir valiosamente com elementos e modelos que promovam a melhoria da própria governança nacional, sendo ainda aproveitável por outras cadeias de valor. São muitos os desafios, mas é alvissareiro saber que não é necessário insistir em modelos que vêm se mostrando insustentáveis, qualquer que seja o aspecto considerado: prosperidade econômica, qualidade ambiental, qualidade e segurança do alimento, justiça social.

O bom desempenho econômico-financeiro continuará a ser fundamental, pois, se um produtor de leite deixa a atividade por maus resultados, ou se uma empresa de laticínios abre falência, haverá fortes impactos do ponto de vista social e ambiental. Os três pilares do desenvolvimento sustentável serão afetados. O capital empregado, um recurso sempre escasso, estará irreversivelmente perdido; muitos ficarão sem emprego; e a deterioração das instalações levará à degradação do ambiente em que se encontra.

Mas bons indicadores econômico-financeiros não podem ser obtidos à custa do ambiente: exaurindo seus recursos não renováveis, poluindo a atmosfera com suas descargas, lançando seus efluentes não tratados em rios e mares, ou, ainda, destinando incorretamente seus resíduos sólidos – e, sobretudo, impactando a viabilidade da vida humana por meio de produtos contaminados de várias formas. Tampouco se podem produzir bons resultados econômicos à custa da exploração das pessoas, seja com trabalho sob regime de escravidão, seja pelo uso de mão de obra infantil.

Os tradicionais indicadores de eficiência econômica, únicos presentes nas preocupações de produtores e empresas e objeto de seus relatórios anuais, não são mais suficientes. Outros são necessários à avaliação da sustentabilidade, dando conta de temas como: subordinação às regulamentações governamentais; reclamações dos consumidores; absenteísmo por doenças funcionais; participação dos trabalhadores na riqueza gerada; esforços para mudança da matriz energética; eficiência energética de operações e produtos; adequação da utilização de materiais e água; tratamento de efluentes; geração de resíduos, destinação e reciclagem; participação em iniciativas da comunidade voltadas à sustentabilidade.

Apesar das dificuldades no engajamento de todos os atores e do longo tempo para obter resultados, existe espaço para atuação no plano macro. Lutar, por exemplo, para maior liberalização do comércio mundial, com redução dos subsídios e das barreiras tarifárias e não tarifárias de União Europeia, Japão e Estados Unidos, o que poderá melhorar o posicionamento dos países em desenvolvimento e com vantagens comparativas no mercado mundial de leite. Mas, mesmo que tal liberalização não aconteça na velocidade desejada, não constituirá entrave para um avanço do desempenho interno. A falta de medidas externas não pode ser utilizada como desculpa para a falta de ações internas, que delas independem e que são inúmeras. Mas há espaço para um trabalho mais efetivo nos fóruns mundiais.

Doutor em Ciência de Alimentos, o engenheiro Marcelo Bonnet, da Embrapa Gado de Leite, disse em depoimento ao autor que a Federação Internacional de Laticínios tem papel importante na elaboração positiva e construtiva de normas, métodos, protocolos e diretrizes oficiais para o setor lácteo. Sua opinião é ouvida prioritariamente pela Comissão do *Codex Alimentarius*, quando os temas são leite e produtos lácteos. Suas preocupações envolvem, hoje, desde produção, gerenciamento de propriedades, bem-estar e saúde animal, segurança do alimento, até questões de nutrição humana, marketing e economia do setor, tudo cada vez mais permeado por questões de desenvolvimento sustentável.

É de estranhar, pela importância do volume de produção de leite do Brasil, que este ainda esteja fora dessa federação.

Entretanto, somente participando dela de forma ativa, contínua e competente, com envolvimento dos setores públicos e privados nacionais, poderá o país se tornar *player* mundial importante de produtos lácteos, a exemplo do que já é de vários alimentos, constata Bonnet.

No plano interno, uma política de austeridade na gestão da economia e reformas voltadas à criação de um ambiente propício à inovação podem ser importantes aliadas na busca do desenvolvimento sustentável. Mas o tema tem que fazer parte da agenda dos governos, o que tem ocorrido muito timidamente até agora. A rigor, a sustentabilidade tem que ser o vetor de todas as instituições, independentemente de seu âmbito – locais, nacionais ou internacionais. Sem a criação de um clima propício, dificilmente a sustentabilidade se converterá em um valor a orientar planos e ações governamentais, ou melhor, em um Valor de Governança. Não é uma desvantagem, um ônus; ao contrário, é um excelente momento para o aproveitamento das oportunidades, o que, aliás, já está sendo feito pelos governantes mais sábios. Não agir é se condenar ao atraso em relação aos países que agirem.

Para Carlos Nobre, pesquisador do Instituto Nacional de Pesquisas Espaciais (Inpe), o desenvolvimento econômico é perfeitamente compatível com políticas de proteção ao meio ambiente, desde que se amplie o debate político. Segundo ele: "O acesso a padrões mínimos de consumo e de qualidade de vida é um direito legítimo dos pobres do Brasil e de todo o mundo e tem de ser atendido. A tecnologia disponível no mundo aponta vários caminhos para se fazer isso sem atropelar a questão ecológica. O que atrapalha é o debate insuficiente, a falta de políticas, o desperdício de oportunidades".

A pecuária leiteira tem sido criticada no plano da sustentabilidade a partir de uma perspectiva um tanto estreita: o uso excessivo de água na irrigação, a quantidade de água necessária para produzir 1 litro de leite (tem cerca de 88% de água em sua composição) e a grande produção de metano pelo gado. Tanto mais que essa temática é vasta e muitas pesquisas ainda estão em andamento, o que faz com que as dúvidas superem largamente as certezas.

Quanto ao consumo de água, nos dois casos, embora a irrigação esteja incluída na conta da taxa de conversão (litros de água x 1 litro de leite), sempre é possível reduzir o desperdício, com o uso de novos recursos tecnológicos. Todos os alimentos, e com o leite não é diferente, consomem água no processo produtivo, e ela continua a ser gasta nas fases posteriores até a chegada aos consumidores e mesmo depois, no tratamento dos resíduos. Ainda que se considere que alguns alimentos são mais eficientes do que outros no quesito água, não é possível fazer a conversão de todas as atividades para umas poucas que se mostrem menos perdulárias no seu uso.

Existem as questões da vocação da terra, do capital investido, dos empregos gerados e dos hábitos alimentares. Além disso, o uso da água e de outros recursos deve levar em consideração o valor nutricional do alimento produzido. Ou seja, o consumo hipoteticamente elevado de água pela pecuária leiteira pode se revelar relativamente baixo quando comparado o excepcional valor nutritivo do leite ao de outros alimentos.

Naturalmente, algumas atividades serão punidas e outras serão recompensadas, mas, para decidir sobre isso, a sociedade levará em conta muitos fatores, e não apenas índices cujo único argumento seja a aritmética da água. As informações disponíveis mostram que esta é uma preocupação pra lá de válida, mas não se pode ter postura reducionista, ou pior, simplista – aquela em que se deixam de lado fatores importantes de análise, possibilitando conclusões e decisões errôneas.

Estima-se que mais de 1 bilhão de pessoas em várias partes do mundo não tenha acesso fácil a qualquer suprimento seguro de água doce, apesar de os dados geológicos disponíveis indicarem que a quantidade total de água do planeta permaneceu praticamente constante durante os últimos milhões de anos.

Acontece que os volumes distribuídos entre mares, lagos, rios, aquíferos, gelo, neve e vapor vêm se alterando ao longo do tempo. Essas variações ocorrem em razão de distúrbios no ciclo hidrológico, do qual depende nossa sobrevivência. Como se sabe, parte da água que evapora dos oceanos, a evapotranspiração do solo e da vegetação cai na terra, alimenta os rios, molha o solo e refaz os aquíferos. A maior parte da água evaporada se precipita sobre os oceanos, além da água dos rios e aquíferos que nele deságuam, e o ciclo se repete indefinidamente.

Um dos problemas ambientais mais antigos e conhecidos é a devastação das florestas, que, entre muitos impactos negativos, impede que a água das chuvas se infiltre nos lençóis aquíferos, escoando diretamente para os rios e para o mar. Com isso, esses lençóis (cuja recomposição é muito lenta) começam a apresentar problemas de insuficiência para o abastecimento de poços ou dos próprios rios, que, por sua vez, abastecem a população ou geram energia por meio de usinas hidrelétricas. Nas localidades em que a mata é preservada, a umidade aumenta e a infiltração da água de chuva ajuda o abastecimento dos lençóis aquíferos e a proteção do solo, além de eliminar o risco de erosão. É por isso que desmatamento e escassez de água estão diretamente relacionados.

A vazão de muitos rios vem se reduzindo, alguns lagos estão secando, ou ambos são poluídos com a chegada de atividades insustentáveis da agricultura (irrigação pouco racional e resíduos de pesticidas), indústrias (resíduos sólidos e efluentes não tratados) e da urbanização (lixo e esgoto sem tratamento). Números: 80% das doenças contraídas nos países em desenvolvimento ocorrem por causa da escassez de água, com cerca de 2,3 bilhões de pessoas que sofrem de doenças por ela disseminadas. A cada ano, 1,5 milhão de crianças morrem por doenças diarreicas decorrentes da má qualidade da água.

Embora haja variações entre países, cerca de 70% da água consumida no mundo são destinados à agricultura, especialmente à irrigação, 20% ao uso industrial e 10% ao uso doméstico. O Brasil, por exemplo, apesar de sua condição privilegiada, dispondo de 12% a 16% de toda a água doce do planeta, sua distribuição não é homogênea, estando a maior parte dela concentrada na Região Amazônica (73%). Segundo o *Atlas da água* (2005), de Robin Clarke e Jannet King, no país, a situação de consumo é próxima do padrão mundial no caso da agricultura (62%) e da indústria (18%), mas o consumo doméstico é o dobro (20%). Como em outros países emergentes, seus rios e lagos sofrem com o crescimento desordenado.

A irrigação de pastagens para produção de leite é uma tendência que se firma em busca de maior produtividade por cabeça/hectare. Assim, a pecuária leiteira passa a ter papel importante no consumo de água, razão pela qual deve adotar sistemas mais eficientes para não exaurir suas fontes fornecedoras. Além disso, quando o abastecimento é feito em rios, é preciso saber os impactos de sua coleta em relação aos produtores, que, a jusante, também irão necessitar desse mesmo recurso. A questão é saber em que condições a coleta de água ao longo do rio para a irrigação é sustentável em função do uso do conjunto de produtores que venham a adotá-la.

A contribuição da pecuária no aumento do aquecimento global, pela grande quantidade de gás metano (CH_4) gerado pelo rebanho mundial, é mais controversa. Há algum tempo, o rebanho em geral, inclusive o leiteiro, vem sendo acusado de ser um importante gerador de gases de efeito estufa. A concentração de tais gases na atmosfera está levando a um maior aquecimento do planeta, causando diversos distúrbios nos ecossistemas, o que tornará a vida particularmente difícil, se não impossível, em algumas regiões. Seja pela seca, tornando o solo inadequado ao cultivo, seja pela grande quantidade de chuvas, destruindo plantações e outros ativos, ou pelo aumento das pragas, que estão crescendo a cada ano. Há diversos estudos em curso que objetivam examinar meios de controlar a redução de metano produzido pelos animais. No caso de vacas de leite, estão sendo investigadas possibilidades de reduzir a proporção de micro-organismos produtores de metano presentes no rúmen das vacas mediante uso de micro-organismos naturais probióticos (benéficos) na alimentação animal.

O resultado da avaliação desses impactos levou à união de vegetarianos, defensores dos direitos dos animais e alguns ambientalistas. Estes passaram a propor a eliminação do consumo de carne e leite como forma de redução do aquecimento global. Principalmente depois que se constatou que uma vaca produz, com seus arrotos e flatulência, mais dióxido de carbono (gás de efeito estufa) do que o produzido pelo escapamento de um automóvel de grande potência.

Levada ao limite extremo, a crítica desses ambientalistas acaba por sugerir um modelo em que a salvação do automóvel passaria por matar seu dono de fome – o que está longe de ser uma opção razoável. Imagine-se recomendar aos asiáticos que deixem de produzir e consumir arroz porque se trata de uma atividade que gera metano ou dióxido de carbono (CO_2). Além disso, conforme discutido anteriormente, é necessário considerar a elevada densidade nutricional do leite, principalmente a excelente qualidade de suas proteínas, o teor valioso de cálcio da mais elevada biodisponibilidade e sua riqueza em quase todas as vitaminas e minerais. Em que pese a importância crítica de vegetais em uma dieta saudável e equilibrada, a qualidade relativamente baixa da maioria das proteínas vegetais, entre outras limitações nutricionais, sempre impõe amplos cuidados para a composição de uma dieta vegetariana efetivamente equilibrada.

Descontados esses exageros, simplismos e vieses, geralmente presentes quando se trata de encarar desafios sobre os quais não se conhecem todas as implicações econômicas e sociais – e são inúmeras – não é possível manter indiferença em face do processo de aquecimento global. O que se deve fazer em velocidade maior é a substituição dos combustíveis fósseis por fontes renováveis de energia, até eliminá-los totalmente da matriz energética mundial. Pois, quanto aos alimentos, será impossível eliminar a produção de gases de efeito estufa, inerente às atividades agropecuárias. O que se pode fazer, nesse caso, é combinar melhor os fatores de produção, de forma a reduzir esses gases, o que passará sempre por escolhas que levem ao aumento da produtividade.

Sustentabilidade é também uma questão de vantagem competitiva, e, portanto, deve ser alvo de investigação continuada por pesquisa científica estratégica, nacionalmente estruturada segundo programas de Estado.

Apesar das críticas e de notícias desfavoráveis, a pecuária leiteira em muitos países tem condições de dar importante contribuição à sustentabilidade, solucionando um conjunto de problemas ao mesmo tempo – especialmente no caso do Brasil. Uma irrigação com uso racional da água poderá melhorar a qualidade das pastagens para o rebanho leiteiro. Acresce-se a isso que há muito a ser recuperado, porque existem milhões de hectares de pastagens degradadas, abandonadas e subutilizadas. Com essa medida, será possível aumentar substancialmente a área ocupada e o número de cabeças em cada hectare de pasto. Não é necessário desmatar um único hectare a mais. O aspecto positivo é a fixação de dióxido de carbono pela vegetação do pasto recuperado, que poderá compensar a emissão do metano pelos animais que o utilizam.

Além disso, a pecuária leiteira leva grande vantagem sobre a de carne. Embora não seja possível dobrar o peso de um animal criado para carne, é perfeitamente viável, considerados os níveis atuais de produtividade, dobrar ou mesmo triplicar a quantidade de leite produzida pela maioria do rebanho leiteiro. Hoje, existem tecnologias disponíveis, como a fertilização in vitro, que possibilita a renovação do rebanho com rapidez (muitas fêmeas por ano de uma mesma matriz de alto desempenho e de touros de qualidade), o que não seria possível somente com a inseminação artificial convencional. O sêmen sexado é outro avanço a contribuir para a renovação. Por intermédio dessa técnica, é possível escolher o sexo da cria antes mesmo da gestação ou da produção do embrião, favorecendo o nascimento de fêmeas.

Dessa forma, o aumento da produtividade do leite medida em sólidos/vaca/ano e litros/hectare/ano, com melhores pastos e melhor rebanho, seria acompanhado de uma importante contribuição à redução dos gases de efeito estufa. Unindo as vantagens econômicas (aumento da produtividade) aos benefícios ambientais (redução dos gases de efeito estufa), os produtores têm condição de aumentar a escala de produção, o que lhes propiciará um padrão de vida melhor.

A ineficiência é o pior inimigo da sustentabilidade. A melhor notícia é que ela pode ser muito reduzida, tanto do ponto de vista de produção quantitativa, como de produção de leite de elevada qualidade.

Em muitas propriedades, o destino do esterco produzido pelas vacas tem constituído problema de poluição ambiental – quando não tratado corretamente, compromete solo, plantas, cursos d'água, lençol freático e inclusive o homem. O esterco também produz gás metano, desafio que pode se transformar em oportunidade se for utilizado para alimentar um biodigestor. Este é um aparelho em que o material orgânico (dejetos e resíduos de alimentos) se decompõe a partir da ação de bactérias anaeróbicas (que crescem sem a presença de oxigênio), produzindo biogás e biofertilizante. Seu uso permite destinação adequada para o resíduo potencialmente poluente, além da geração de energia renovável.

Os produtores precisam ofertar leite de qualidade, mas a custos competitivos. Sem utilizar a melhor tecnologia disponível, sem aplicar as práticas mais adequadas às características da propriedade, não será possível competir com produtores que as utilizam em outras regiões ou países. Sustentabilidade é buscar maior produtividade, melhor qualidade, de forma socialmente responsável e sem degradar o meio ambiente. Será preciso muito trabalho, e o caminho é longo.

Por seu lado, a cadeia leiteira, isoladamente, não irá conseguir ampliar as mudanças comportamentais de que o mundo tanto necessita para se tornar sustentável. Mas isso não é razão para cada um de seus elos se furtar a participar desse processo. O desenvolvimento sustentável é um processo sistêmico, que, começando na atividade primária, abarca todas as demais geradoras de valor e de bem-estar da sociedade. Devido às pressões cada vez maiores, as fazendas e empresas de laticínios terão que se preocupar com a cadeia produtiva como um todo, pois são elas que a coordenam. Isso significa que suas preocupações se iniciam no campo, passam pela seleção dos insumos, pelos cuidados no processo industrial, no uso de energia e água, continuam no tratamento de efluentes e resíduos e vão até o destino a ser dado pelos consumidores às embalagens usadas. Por essas razões, as empresas terão que ter cada vez mais transparência na comunicação com a sociedade, independentemente de leis que as obriguem a isso.

Tudo está ocorrendo a uma velocidade muito grande, inesperada, mas não imprevisível. As empresas que quiserem sobreviver aos novos tempos terão que adotar a governança corporativa, ou seja, terão que colocar a ética e a transparência como valores a orientar as decisões e ações de seus dirigentes e colaboradores. Isso implica um relacionamento amistoso e, sobretudo, inteligente com o ambiente, pois a sociedade saberá distingui-las, comprando seus produtos, enquanto irá punir impiedosamente as transgressoras, simplesmente ignorando suas ofertas, alijando-as soberanamente do cenário competitivo.

Se a sustentabilidade é o desafio estratégico, a rastreabilidade é o desafio operacional. O consumidor, ainda que o processo seja de longo prazo, começará a perguntar a seus fornecedores sobre o leite ou o produto lácteo que estão ofertando: de onde vem, como é produzido, qual o impacto da sua produção no ambiente? A empresa que conseguir implantar um sistema de qualidade, integridade e segurança confiável, incluindo a devida rastreabilidade, e responder a essas questões de forma efetiva e transparente, se habilitará a permanecer no mercado. O país que tiver o maior número delas, devidamente certificadas em nível de reconhecimento internacional inequívoco, será um *player* importante no mercado mundial de produtos lácteos. Caso contrário, terá de se contentar em atender a consumidores e países menos exigentes, o que comprometerá a expansão de seus negócios.

Outro desafio para a indústria de laticínios é a destinação de seus resíduos sólidos e dos efluentes industriais, apesar da evolução ocorrida nos últimos anos. É preciso conferir maior racionalidade a esse processo. Um dos resíduos desse setor é o soro de leite, gerado pelo segmento fabricante de queijos. Se simplesmente pretender despejá-lo no sistema de esgotos, a empresa precisará dispor de enormes recursos a serem destinados ao tratamento de seus efluentes. No entanto, o resíduo pode ser utilizado economicamente na fabricação de muitos produtos – da bebida láctea mais simples a concentrados e isolados proteicos de alto valor nutricional e econômico. Portanto, é preciso organizar a oferta e a logística desse insumo, pois há muito tempo ele deixou de ser tratado como um resíduo inconveniente para tornar-se um gerador de caixa.

No segmento de produção de leite em pó, uma grande empresa está mudando suas fábricas no mundo para que a água – que é extraída do leite líquido no processo de transformá-lo em pó – seja toda capturada e reutilizada, ao invés de se perder na atmosfera, como acontece quando se usa a tecnologia convencional. Como o leite tem cerca de 88% de água, é fácil imaginar a grande quantidade desse recurso tão escasso que pode ser reaproveitada numa fábrica de leite em pó, que normalmente opera com vários milhares de litros de leite.

Como se pode ver, começar pelo plano local, ou micro, é a melhor contribuição a ser dada quando se fala em sustentabilidade. Tente refletir, fazendo-se a seguinte indagação: a maneira como manejo minha vida, meu negócio e minha comunidade – no uso de recursos naturais, na alocação dos recursos financeiros, na gestão das pessoas e no impacto no ambiente – continuará válida indefinidamente? Se, para qualquer desses aspectos, a resposta for não, está mais do que na hora de buscar outros caminhos.

Isso vale para o leite, para outros alimentos, para as atividades industriais, para o comércio e para os prestadores de serviços. A intervenção humana na natureza sempre vai desgastá-la, degradá-la de alguma maneira, não tem jeito. O que podemos fazer é mitigar os efeitos dessa intervenção, sendo mais cuidadosos em nossas escolhas e atos.

GLOSSÁRIO

Entidades – siglas – livros nas linguas originais

INGLÊS

Associação de Saúde Pública: Public Health Association

Boas Práticas de Fabricação (BPF): Good Manufacturing Practices (GMP)

Código Internacional de Marketing de Substitutos do Leite Materno: International Code of Marketing of Breast-Milk Substitutes

Comissão do *Codex Alimentarius*: *Codex Alimentarius* Commission

Comissão Mundial do Meio Ambiente e Desenvolvimento da ONU: UN World Commission on Environment and Development

Comissão Nacional do Leite dos Estados Unidos: National Milk Commission

Comitê de Leite de Nova York : New York Milk Committee

Companhia de Demonstração de Laticínios de Nova York: New York Dairy Demonstration Company

Departamento de Inspeção: Bureau of Inspection

Estação de Bacteriologia e Laticínios de Kiel (Alemanha): Dairy and Bacteriological Divison of the Experimental Station Kiel (Germany)

Exposição de Fornecedores para a Indústria de Alimentos e de Laticínios: Dairy and Food Industry Supplier's Show

Federação Internacional de Laticínios: International Dairy Federation (IDF)

Grande Exposição Internacional: Great International Exhibition

Leite Aprovado: Accredited Milk

Leite Certificado: Certified Milk

Leite Padrão A, com teste de tuberculina: Grade A Tuberculin Tested Milk

Organização das Nações Unidas (ONU): United Nations (UN)

Organização Mundial da Saúde (OMS): World Health Organization (WHO)

Regulamento de Padrões para o Leite: Standard Milk Ordinance

Serviço de Saúde Pública dos Estados Unidos: United States Public Health Service

Real Sociedade [de Londres para o Melhoramento do Conhecimento Natural]: The Royal Society of London for the Improvement of Natural Knowledge

TED: sigla de organização sem fins lucrativos dos EUA formada com as iniciais de *Technology, Entertainment and Design.* (tecnologia, entretenimento e design).

FRANCÊS

A arte de conservar, por vários anos, todas as substâncias animais e vegetais: L'art de conserver, pendant plusieurs années, toutes les substances animales et végétales

Escola Normal Superior: École Normale Supérieure

Estudos sobre o vinho: Études sur le vin

Sociedade de Encorajamento à Indústria Nacional: Societé d'encouragement pour l'industrie nationale

Academia Francesa: Académie Française

LATIM

O negócio da agricultura: Res rusticae

Sífilis ou mal francês: Syphilis sive morbus gallicus

Sobre o contágio e as doenças contagiosas: De contagione et contagiosis morbis

PORTUGUÊS

IEDE: Instituto Estadual de Diabetes e Endocrinologia Luiz Capriglione

PUC: Pontifícia Universidade Católica

BIBLIOGRAFIA CITADA

Fontes Impressas

ADAMS, H. S. *Milk and Food Sanitation Practice*. New York, NY, USA: The Commonwealth Fund. 1947.

BENJAMIN, César (editor da edição brasileira), GILLISPIE, Charles C. (editor da edição norte-americana). *Dicionário de biografias científicas*. Rio de Janeiro, RJ, Brasil: Contraponto Editorial, 2007.

CECHIN, Andrei. *A natureza como limite da economia*. São Paulo, SP, Brasil: Editora Senac, 2010.

COHEN, Robert. *Milk, the Deadly Poison*. Oradell, New Jersey, USA: Argus Publishing. 1998 (edição brasileira: *Leite: alimento ou veneno?* São Paulo, SP, Brasil: Editora Ground, 2005).

CUMBINE, Samuel J.; Tobey, James A. *The Most Nearly Perfect Food*. Baltimore, Maryland, USA: The Williams & Wilkins Company, 1929.

DAVIS, J. G. *A Dictionary of Dairying*. Publisher - Leonard Hill, 1955

DEBRET, Jean-Baptiste. *Viagem pitoresca e histórica ao Brasil*. São Paulo, SP, Brasil: Círculo do Livro, 1988.

DIAMOND, Jared. *Colapso – como as sociedades escolhem o fracasso ou sucesso*. Rio de Janeiro, RJ, Brasil: Editora Record, 2005.

_____. Guns, Germs, and Steel. *The Fates of Human Societies*. New York, NY, USA: W.W. Norton & Company, 1998.

GIBLIN, James Cross. *Milk: The Fight for Purity*. New York, NY, USA: Thomas Y. Crowell Junior Books, 1986.

HALL, Carl W.; TROUT, G. Malcolm. *Milk Pasteurization*. Westport, Connecticut, USA: The AVI Publishing Company, 1968.

HARRIS, Marvin. *Good to Eat*. New York, NY, USA: Simon and Schuster, 1985.

_____. *Vacas, porcos, guerras e bruxas: Os enigmas da cultura*. Rio de Janeiro, RJ, Brasil: Editora Civilização Brasileira, 1978.

HERCULANO-HOUZEL, Susana. *Cozinho, logo existo. Folha de S. Paulo*, 21 jul 2013.

JENKINS, Alan. Drinka Pinta - *The Story of Milk and the Industry that serves it*. London, UK, Heinemann, 1970.

LANDES, David S. *A riqueza e a pobreza das nações*. Rio de Janeiro, RJ, Brasil: Editora Campus, 1998. , Brasil

_____. *Prometeu desacorrentado*. Rio de Janeiro, RJ, Brasil: Editora Nova Fronteira, 1994.

MAXWELL, Kenneth. *Morte e sobrevivência. Folha de S. Paulo*, 11 ago 2002.

BRASIL. Guia alimentar para a população brasileira. Ministério da Saúde, Secretaria de Atenção à Saúde, Departamento de Atenção Básica. Brasília, DF, Brasïl: Ministério da Saúde, 2014.

NOBRE, Carlos. *Campanha vende sonhos de consumo. O Estado de S. Paulo* (Especial), 1 set 2010.

PASTOUREAU, Michel. *No tempo dos cavaleiros da távola redonda*. São Paulo, SP, Brasil: Companhia das Letras, Círculo do Livro, 1989.

PEARCE, Fred. *A falsa imagem*. Caderno Mais!, *Folha de S. Paulo*, 20 ago 2000.

PETERS, Lynn H. *Administração e sociedade*. São Paulo, SP, Brasil: Editora Pedagógica e Universitária, Editora da Universidade de São Paulo, 1975.

PETRINI, Carlo. *Slow food: princípios da nova gastronomia*. São Paulo, SP, Brasil: Editora Senac, 2009.

POLLAN, Michael. *Em defesa da comida*. Rio de Janeiro, RJ, Brasil: Editora Intrínseca, 2008.

_____. *O dilema do onívoro*. Rio de Janeiro, RJ, Brasil: Editora Intrínseca, 2007.

_____. *Regras da comida*. Rio de Janeiro, RJ, Brasil: Editora Intrínseca, 2010.

POLO, Marco. *Libro de las maravillas*. Barcelona, España: Ediciones B, 1997.

SCHULZ, M. E. *Leche conservable*. Barcelona, España: Editorial Científico-Médica, 1957.

SMITH, Linda W – *Louis Pasteur: disease fighter*. New York, NY, USA: Enslow Publishers, Inc. 1997.

SOMMER, Hugo H. *Market Milk and Related Products*. Madison, Wisconsin, USA: Published by the Author, 1946.

VÁRIOS Autores. *Viagens de descobrimento*. São Paulo, SP, Brasil: Abril Livros, 1991

WRANGHAM, Richard. *Pegando Fogo – Por que cozinhar nos tornou humanos*. Rio de Janeiro, RJ, Brasil: Jorge Zahar Editor, 2009.

WEBER, Mariana; NOGUEIRA, Marcos (eds.). Comida de Verdade. Revista *Superinteressante* , especial Dossiê Superinteressante, edição 56-A, Jan 2015.

WEIGMANN, H. *Methods of Milk Conservation especially Pasteurization and Sterilization of Milk*. Successors of M. Heinsus, Germany, 1893 (Translated and Presented to the Milk Industry of America by Joseph Willmann, 1927).

WHO (World Health Organization). *International Code of Marketing of Breastmilk Substitutes*. Geneva, Switzerland: World Health Organization, 1981.

WILSON, Edward O. *Micróbios 3 x 2 Seres humanos. O Estado de S. Paulo*, 22 ago 1999.

WILSON, Graham S.; JAMESON, Sir Wilson. *The Pasteurization of Milk*. London, UK: Edward Arnold & Co., 1942.

E-books

COYNE, Jerry A. *Why Evolution is True*. New York, NY, USA: Viking Books, 2009.

GOULD, Stephen Jay. *The Structure of Evolutionary Theory*. The Belknap Press, Cambridge, Massachusetts and London, England, 2002

SCRINIS, Gyorgys. Nutritionism. *The Science and Politics of Dietary Advice*. New York, NY, USA: Columbia University Press (e-book) , 2013.

Fontes eletrônicas

BALTER, Michael. *How Long Did Neandertals Breastfeed?*, 2013. http://news.sciencemag.org/paleontology/2013/05/how-long-did-neandertals-breastfeed.

ITAN, Yuval et al. *The Origins of Lactase Persistence in Europe. PLoS Comput Biol*, 2009, Aug, 5(8). http://journals.plos.org/ploscompbiol/article?id=10.1371/journal.pcbi.1000491.

KRASNER-KHAIT, Barbara. *The impact of refrigeration. History Magazine*, Feb/March 2015. http://www.history-magazine.com/refrig.html

PETERS, Justin. *When ice cream sales rise, so do homicides. Coincidence, or will your next cone murder you?* 2013. http://www.slate.com/blogs/crime/2013/07/09/warm_weather_homicides_rates_when_ice_cream_sales_rise_homicides_rise_coincidence.html.

TISHKOF, A. et al. *Convergent adaptation of human lactase persistence in Africa and Europe" Nature Genetics*, 39, 31-40 (2006). http://www.nature.com/ng/journal/v39/n1/abs/ng1946.html.

UN (United Nations). *About the United Nations/History*. http://www.un.org/en/aboutun/history/.

Filmes, documentários, vídeos

SHEERAN, Josette. *Ending hunger now*. Filmed Jul 2011, TEDGlobal 20 Nov 2014.

RENNER, Estela, diretora. *Muito além do peso*. Maria Farinha Filmes, 2013 – YouTube.

GUSTAFSON, Ellen. *Obesity + Hunger = 1 Global Food Issue*. Filmed May 2010, TEDxEast.

HERCULANO-HOUZEL, Suzana. *What is so Special about the Human Brain?* Filmed Jun 2013, TEDGlobal 2013.

Bibliografia completa

Pode ser solicitada ao autor pelo e-mail:
almir.meireles@brainstock.com.br

CRÉDITO DAS IMAGENS

Capítulo 1: Friso do Templo de Ninhursag, Tell al Ubaid. http://www.penn.museum/sites/expedition/yogurt/

Capítulo 2: Microscópio de Robert Hooke, século 17.

https://pt.wikipedia.org/wiki/Robert_Hooke

Capítulo 3: Nicolas Appert e seu livro *L'art de conserver* (1810). http://www.nndb.com/people/718/000207097/

http://mikerendell.com/happy-birthday-nicolas-appert-born-17th-november-1749/

Capítulo 4: Separador de creme, reprodução, gravura do livro *Manual of Milk Products*, de W.A. Stocking, pág. 231. Acervo do autor.

Capítulo 5: Louis Pasteur pelo fotógrafo Félix Nadar, Wikipedia. https://en.wikipedia.org/wiki/Louis_Pasteur

Capítulo 6: Equipamento de pasteurização, reprodução, foto do livro *Milk and its Relation to the Public Health*, prancha 37. Acervo do autor.

Capítulo 7: Frota de distribuição da "Empreza de Laticinios Paulista", São Paulo, foto da década de 1930. Acervo do autor.

Capítulo 8: Equipamento para embalagem cartonada, Suécia, anos 1950. Acervo da Tetra Pak.

Capítulo 9: Leite na embalagem cartonada, Suécia. Acervo da Tetra Pak.

Capítulo 10: Lago em fazenda de leite. Acervo de Marcelo Bonnet.

AGRADECIMENTOS

E um pouco da história deste livro

Todo livro acaba sendo o resultado de um esforço coletivo, de uma rede de contribuições, umas de pessoas mais próximas e outras daquelas que deixaram ao longo dos anos o registro de suas ideias pelos mais diversos meios: artigos, livros, fotos, vídeos, filmes. Este não é diferente, e assim eu gostaria de agradecer a essas pessoas, mesmo sabendo que acabarei por, inadvertidamente, omitir algumas. Afinal, a ideia de escrevê-lo, as pesquisas que se seguiram e sua elaboração ocuparam, ainda que com intensidade diferente, meus últimos 15 anos. Vai um pouco dessa história.

Tudo começou em 1999, quando eu ocupava a presidência da Associação Brasileira da Indústria de Leite Longa Vida. Naquela época, passei a contar com a colaboração da então recém-formada médica-veterinária, Daniela Rodrigues Alves. Sua participação foi fundamental para as investigações sobre as fontes bibliográficas que pudessem suportar o projeto de escrever um livro sobre a história dos desenvolvimentos tecnológicos do leite de consumo. A maior parte das informações disponíveis encontrava-se em artigos e livros em língua inglesa. Daniela teve a disposição de se deslocar duas vezes para obter o máximo delas na Biblioteca do Congresso americano, em Washington (DC). Suas incursões àquela que é maior biblioteca do mundo renderam um material vital para que o livro tivesse a riqueza de informações que apresenta. Além disso, ela contribuiu de forma relevante na redação ou revisão de vários capítulos. Apesar de a elaboração do livro ter sido suspensa por longos anos e mesmo que eu tenha continuado sozinho as pesquisas para concluí-lo, não poderia deixar de contar essa história e agradecê-la por sua dedicação e suporte naquele início crucial.

Além das muitas informações colhidas naquela biblioteca, eu descobri que a Amazon vendia livros usados, resultante de parcerias que fazia, ainda faz, com inúmeros sebos americanos. Assim, num único fim de semana, consegui selecionar e comprar 40 desses livros, publicados no final do século 19 e início do 20, ainda que nem todo o material tivesse revelado informações importantes.

Nos últimos dez anos, muito se publicou sobre o tema, especialmente sobre intolerância à lactose e sobre as pesquisas que levaram a uma datação, mesmo se aproximada, do momento em que a persistência da lactase passou a favorecer alguns grupos humanos pelo fato de terem entre suas atividades a domesticação de animais leiteiros. Junte-se a isso que, também recentemente, têm se intensificado as críticas ao uso do leite na nossa alimentação após o desmame.

Passei a fazer um acompanhamento mais rigoroso de tudo o que era publicado sobre dieta, saúde e nutrição. Não poderia ter melhor motivação para dar um tratamento especial à questão do papel do leite na nutrição humana, no que se tornou o Prólogo. Finalmente, o leite tem sido objeto de críticas em relação ao impacto de sua produção no ambiente. Assim, fiquei igualmente vigilante sobre as atualizações relativas à sustentabilidade, tema que abordei no último capítulo. Quero agradecer muito a Marcelo Bonnet, da Embrapa Gado de Leite, de Juiz de Fora (MG), que revisou, com o brilhantismo que lhe é peculiar, além do Prólogo, da sua posição privilegiada de Ph.D em Ciência de Alimentos, o não menos importante Capítulo 10. Ele enriqueceu essas duas partes do livro com seu notável saber.

Muitas pessoas tiveram a paciência de ler o texto inicialmente preparado, ainda que em alguns casos parcialmente, e apresentaram sugestões e críticas que contribuíram enormemente para torná-lo mais claro e agradável de ser lido. Primeiro, vieram as sempre sábias de Patrícia Dias e Oscar Bonilha, meu querido sócio e revisor permanente. Depois vieram outras, igualmente importantes, de Wilson Massote Primo, João Gilberto Bellatala Rossi, Luana Silva, Valéria Jacob, Eliane Consentino, Elio Consentino, José Roberto Gusmão e Ricardo Ariani. Um agradecimento muito especial ao Nilson Muniz, que acompanhou de perto o último ano da minha batalha para terminá-lo, sempre oferecendo ideias e apontando inconsistências aqui e ali. Vocês poderão se certificar de que o resultado foi benéfico.

Quero agradecer também às pessoas que participaram da fase final de sua preparação, a começar pela Mirian Paglia Costa, minha diretora editorial preferida, cujas sugestões me levaram a mudar a estrutura e a abordagem inicial, reescrevendo várias partes. E a sua equipe também. O livro que aqui está, eu espero, tornou-se enfim acessível ao público em geral, uma vez que bem diferente da versão da época em que foi concebido. Agradeço a Daniela Lima a ajuda na organização da bibliografia e das inúmeras versões impressas, para o exaustivo e infindável trabalho de revisão.

Agradeço, por fim, ao Nirlando Beirão, que se dispôs a escrever o Prefácio e o fez com sua marca: generosidade, humor e elegância. Ele sabe da inveja que tenho de sua escrita, porque lhe revelei isso em inúmeras oportunidades.

SOBRE O AUTOR

Almir Meireles nasceu em Sete Lagoas (MG) em 1950. Economista, é consultor especializado, escritor e conferencista. Foi executivo de grandes empresas na área de laticínios no Brasil (Leite Paulista e Grupo Vigor), além de diretor presidente da ABLV – Associação Brasileira da Indústria de Leite Longa Vida (1994-2005). É sócio-diretor da Brainstock Consultoria Empresarial, prestando serviços nas áreas de governança corporativa, planejamento estratégico, sustentabilidade, reestruturação, *joint-venture* e M&A.

Como escritor, especializou-se em história do leite e da indústria de laticínios. De sua experiência de mais de 40 anos de atuação no mundo empresarial brasileiro, com ênfase maior no segmento de cooperativas e na indústria de laticínios, reuniu informações e conhecimento que se transformaram em muitos artigos em revistas especializadas e em sete livros:

No Calor da Crise – A ideologia do leite no Brasil, as insatisfações do presente e como criar um ambiente inovador e competitivo. São Paulo, SP: MM&G Editores Associados, 2012.

Long Life Milk – A Revolution in Brazil. São Paulo, SP: MM&G Editores Associados, 2011.

O revolucionário leite longa vida – Na era da economia de mercado São Paulo, SP: MM&G Editores Associados, 2010.

A integração inacabada – Ensaios sobre política e planejamento na empresa cooperativa. São Paulo, SP: Editora Barleus, 2009.

Planejamento, qualidade e globalização na indústria de laticínios, 1997-2000 – Um olhar incompleto. São Paulo, SP: Cultura Editores Associados, 2000.

A desRazão laticinista – A indústria de laticínios no último quartel do século XX. São Paulo, SP: Cultura Editores Associados, 1996.

Leite Paulista - História da formação de um sistema cooperativista no Brasil. São Paulo, SP: HRM Editores Associados, 1983.

Contato com o autor:
almir.meireles@brainstock.com.br

Direção editorial
MIRIAN PAGLIA COSTA

Coordenação de produção
HELENA MARIA ALVES

Preparação de texto & Revisão de provas
PAGLIACOSTA EDITORIAL

Capa & Projeto gráfico
YVES RIBEIRO

CTP, Impressão & Acabamento
ASSAHI

Impresso no Brasil]
Printed in Brazil

Formato 16x23 cm
Mancha 11x18 cm
Tipologia Minion Pro 13x17,3
Papel Cartão 250gr/m2 (capa)
Pólen Soft 80 gr/m2 (miolo)
Páginas: 272